Und plötzlich spielten wir bei der
Weltmeisterschaft,

handelt über das Erlebnis von Michael Baltus, der
als an Parkinson Erkrankter vor einigen Monaten
als Therapieform zum Tischtennis spielen kam
und ein halbes Jahr später an der Ping Pong
Parkinson Weltmeisterschaft in Pula, Istrien
teilnahm. In diesem Tagebuch beschreibt Michael
Baltus das Erlebte, seine Gefühle und vieles mehr.
Er führt den Leser nicht nur spannend durch das
Geschriebene, nein, er gibt auch tiefe Eindrücke
in das persönliche Leben eines an Parkinson
Betroffenen.

Und plötzlich…

Es fing alles mit einer schlimmen Vermutung an. Es war im März des Jahres 2014. Meine Frau und ich entschieden uns, zum Skifahren nach Sölden in die österreichischen Alpen zu fahren. Ich schnallte mir damals seit 15 Jahren die Ski unter den Füßen und nahm jede Herausforderung auf der Piste an. Egal wie steil oder ausgefahren der Hang auch war, wer oben steht, muss auch herunter fahren. Das war immer meine Devise. Zum Skifahrer wurde ich durch meine Frau animiert. Sie war und ist eine sehr gute Skifahrerin und ich beneide sie noch heute um ihren eleganten und sicheren Fahrstil.

So saßen wir damals in einem Kleinbus mit fünf anderen Wintersportlern aus Haltern am See und stiegen erst wieder vor unserem Hotel in Hochsölden aus. Unsere fünf Sterne Unterkunft lag direkt an der Skipiste und hatte alles zu bieten, was das Herz eines Skifahrers höherschlagen lässt. Die Sonnenterrasse mit Blick auf die weißen Berge luden uns tagtäglich zu einem nachmittäglichen Snack und alkoholfreiem Weizenbier ein. Eigentlich schien alles vom ersten Tag an auf einen perfekten Winterurlaub hinzudeuten.

Was ich zu dem damaligen Zeitpunkt noch nicht wusste, es würde bis zum heutigen Tage mein letztes Erlebnis auf Skiern werden.

Am ersten Tag lächelte uns beim Frühstück die Sonne von einem wolkenlosen, azurfarbenen Himmel durch das Panoramafenster des Restaurants an. Das Weiß der Berge funkelte durch die Sonnenstrahlen wie Milliarden von kleinen Diamanten, die nur auf uns warteten, befahren zu werden.

Die Freude meiner Frau und mir, endlich wieder mit Brettern unter den Füßen die Pisten herunter zu jagen, erreichte somit ihren

Höhepunkt.

Ich konnte es kaum erwarten und drängte meinen Schatz, um endlich in die schneebedeckte Natur zu kommen.

Das kurze Stück zum Skilift, der ungefähr zweihundert Meter unter unserem Hotel lag, nahm ich wie die Jahre zuvor ohne irgendwelche Probleme.

Oben angekommen starteten wir beide dann unser Skivergnügen. Meine Frau als die bessere und erfahrenere Fahrerin fuhr vor mir den Abhang hinunter. Ich schaute ihr 2 Sekunden nach, überprüfte den Sitz meiner Sonnenbrille und fuhr in den Abhang hinein. Schon nach den ersten Kurven, die ich fuhr, bemerkte ich, dass mein linker Fuß und der an ihm befestigte Ski flatterte. Es gelang mir einfach nicht, genügend Druck auf den Ski zu bekommen. Ich spürte sofort, irgendetwas stimmte mit mir nicht. Meine Lust, trotz des Kaiserwetters und den perfekt präparierten Pisten verschwand in Windeseile. Dafür wuchs der Frust schon nach der ersten Abfahrt ins Unermessliche. Ich hatte keine Erklärung für mein Dilemma und auch meine Frau wunderte sich über meine Abfahrt. Den ganzen Urlaub schaffte ich es nicht, nur eine Abfahrt wie gewohnt herunter zu fahren. Ich konnte es kaum glauben, dass ich das Skifahren verlernt haben sollte. Nach einer für mich unbefriedigten Woche fuhren wir wieder heim. Im Kopf beschäftigte ich mich noch Wochen lang, was in diesem Winterurlaub geschehen war.

Jetzt geschah aber etwas in unserem Leben, dass mich von dem flatternden Ski ablenken sollte. Vor unserem Winterurlaub in Sölden besuchten meine Frau und ich ein Ehepaar im niederrheinischen Viersen, die japanische Hunde der Rasse Akita Inu züchtete. Der Akita Inu stammt aus der japanischen Präfektur Akita und der Name Inu bedeutet einfach nur Hund.

Vier Wochen war der Kleine alt, als wir ihn zum ersten Mal in unserem Arm halten durften. Neun Wochen nach seiner Geburt, genau ein Tag nach unserem Skiurlaub, brachten wir unseren Welpen in sein neues zu Hause. Da der Akita auch als der König unter den Hunden gerufen wird, bekam er den Namen Samu, was die Abkürzung von Samurai heißen sollte.

Die Ablenkung in unserer Familie durch das neue Familienmitglied war so groß, dass ich nicht mehr an den wackelnden linken Ski gedacht habe.

Ein halbes Jahr verging, ohne das ich irgendwelche körperlichen Veränderungen an mir bemerkte.

Doch dann, im Sommer 2014, begann in Brasilien die Fußballweltmeisterschaft. Ich kam von der Tagschicht bei meinem Arbeitgeber nach Hause und legte mich vor dem Fernseher auf die Couch. Während des Eröffnungsspiels zwischen dem Gastgeber Brasilien und Kroatien spürte ich plötzlich ein leichtes Kribbeln in meinem linken Arm. Als wenn ein leichter Strom durch ihn fließen würde. Ich beachtete das Kribbeln am Anfang gar nicht wirklich und es verschwand auch wieder. Irgendwann bemerkte ich dann, dass mein linkes Augenlid ganz fein zitterte, aber auch dem schenkte ich keine richtige Beachtung. Ich rechnete das leichte Zittern, dass immer wieder auftrat dem Stress der letzten Wochen zu.

Deutschland wurde bei dieser Weltmeisterschaft der Titelträger. Wobei das 7:1 im Halbfinale gegen die brasilianischen Gastgeber unvergessen bleiben wird.

Unser neues Familienmitglied Samu benötigte und bekam unsere volle Aufmerksamkeit. Meine und die Freizeit meiner Frau waren plötzlich nur noch auf unseren Hund abgestimmt.

Einzig mein Training im Fitness-Studio behielt ich vier Mal die Woche bei.

Ich war in dieser Zeit voll ausgelastet. Was ich nicht bemerkte, war den physischen und psychischen Raubbau, den ich an mich selbst verübte. Dazu ging ich seit dreißig Jahren meiner Arbeit in einer vollkontinuierlichen zwölf Stunden Wechselschicht bei einem Chemieunternehmen nach. Im wöchentlichen Rhythmus wechselte ich von der Tagschicht auf die Nachtschicht und umgekehrt. Ich lebte sozusagen auf der Überholspur. Da ich in meinem Leben von Kind an immer sehr viel Sport betrieben, mich versuchte gesund zu ernähren, seit fast zwanzig Jahren keinen Alkohol getrunken und nie geraucht habe, dachte ich nie daran, irgendwann mal krank zu werden. Doch es kommt immer anders, als man denkt und plant.

Auf alle Fälle besuchte mich das Kribbeln immer öfter und wuchs langsam zu einem leichten Zittern meines linken Arms.

Na ja ich erkannte noch immer die sich anschleichende Gefahr nicht oder wollte diese nicht wahrnehmen.

Im Fitness-Studio genügte ich immer weniger

meinen eigenen Leistungsansprüchen. Meine Kraft ließ für mich unerklärbar nach. Das ging nicht von einem Tag zum anderen, es war ein schleichender Prozess.

Es kam der Tag, an dem es zum ersten Mal meiner Frau aufgefallen war.

Punta Cana, am schneeweißen Strand der Karibikinsel verbrachten wir zwei wunderschöne Wochen und genossen die Sonne, das Essen und alles andere rund um den Urlaub. Der Urlaub war perfekt. Uns fehlte nur unser Samu, der bei einer Hundepflegerin auf sein Rudel wartete.

Sonnengebräunt und mit neuer Energie bestiegen wir das Flugzeug in der Dominikanischen Republik. Der Flug sollte elf Stunden dauern und wir machten es uns bequem, soweit dies im Flieger möglich war. Plötzlich, noch vor dem Start der Maschine, blickte meine Frau mich überrascht an und fragte mich, warum mein Arm so zittert. Zwei Jahre waren seit unserem Skiurlaub vergangen und nun war mein Kribbeln im linken Arm zu einem Zittern geworden, dass auch andere Menschen in meinem Umfeld wahrnahmen.

Ich nahm mir noch während des Fluges vor, am übernächsten Tag meinen Hausarzt zu besuchen.

So kam es, dass ich in seiner Praxis saß und ihm von meinem Leiden erzählte. Mein Doktor hörte wie immer zu und nickte nur, als ich meine Erzählung beendet hatte. Kurz danach verließ ich mit einer Überweisung für einen Neurologen die Praxis meines Arztes.

Jetzt begann erst einmal eine Odyssee. Ich versuchte einen Termin bei einem in der Nähe ansässigen Neurologen zu bekommen. Das erste Telefonat verlief mit der Aussage der am Telefon sitzenden Frau so, dass der Doktor keine neuen Patienten mehr annehmen würde. Ich konterte mit meinem Joker, den ich in der Hand hielt. Das Zauberwort bei den meisten Praxen hieß Privatpatient. So auch hier. Plötzlich gab es doch noch einen freien Termin und von dem Stopp keine neuen Patienten mehr aufzunehmen, war keine Rede mehr. Doch als die Dame mich für November des Jahres eintragen wollte, sagte ich dankend ab. Wir hatten April und ich brauchte sofort einen Neurologen und nicht in sieben Monaten.

Auch mein zweiter Versuch verlief ähnlich. Nur dieses Mal bekam ich als Privatpatient für im Mai einen Termin. Endlich haben sich die hohen Krankenkassenbeiträge bezahlt gemacht. Trotzdem bin ich persönlich für die oft diskutierte Bürgerversicherung, obwohl ich jemand bin, der immer bevorzugt behandelt wird.

Die Neurologin empfing mich und hörte sich genauso wie mein Hausarzt, meine Geschichte an. Wir sprachen über die Vorgehensweise und sie gab mir einige Tabletten mit dem Wirkstoff Pramipexol 0,26 mg mit auf den Weg. Mit einen neuen Termin, zwei Wochen später, verließ ich die Praxis.

Ich nahm die erste Tablette und das Zittern verschwand. Drei Tage lang funktionierte die Medikation, danach kribbelte es wieder in meinem linken Arm.

In der Zwischenzeit geschah etwas, dass mir bewusst machte, welchen Grund mein Zittern hatte. Ohne eine neurologische Analyse eines Facharztes wusste ich, was mit mir war.

Es war der 3. Juni 2016. Dieser Tag war der Todestag des größten Boxers aller Zeiten. Die Medien berichteten den ganzen Tag über den Tod von Mohamed Ali. Als ich die Berichte und laufenden Bilder im Fernsehen sah, wusste ich plötzlich Bescheid.

Was ich seit dem Tod Alis eigentlich ahnte, bestätigte mir dann ein paar Tage später meine Neurologin. Doch um sicher zu sein,

musste ich noch in die Röhre zum Datscan.
Jetzt begann die nächste Odyssee. Auch hier
einen Termin frühzeitig zu bekommen, glich
einem Lotteriespiel.
Im August lag ich dann in der
Universitätsklinik Essen in der Röhre. Eine
Stunde sollte ich dort ruhig und bewegungslos
während der Untersuchung liegen bleiben. Mit
meiner Krankheit eigentlich ein unmögliches
Unterfangen.
Das Schlimmste war dann das Warten.
Niemand gab mir irgendeine Auskunft. Ich
musste auf den Professor warten. Der suchte
mich dann auch nach 90 Minuten Warterei
auf.
Er fragte nach meinen Namen und begleitete
mich in einen Nachbarraum.
Der fensterlose Raum hatte nur eine Farbe.
Grau. Die Wände grau, der Tisch und die
Stühle grau. Sonst war es dort kahl. Ein
Verhörraum in Guantanamo Bay der CIA war
mit Sicherheit ähnlich aussehend.
Jetzt denkt jeder, der Professor würde
tröstende und einfühlsame Worte benutzen.
Doch das war falsches Denken. Mit den
Worten, ob ich den kanadischen Hollywood
Star Michael J. Fox kennen würde, eröffnete er
das Gespräch. Obwohl ich es ja vorher ahnte,

war diese Eröffnung der Schock meines Lebens. Mit weichen Knien und tränenden Augen verließ ich das Gebäude und ging auf mein auf einer gegenüberliegende Bank sitzende Frau zu.
Ich sah ihren fragenden Blick und antwortete mit nur einem Wort.

PARKINSON!

Von diesem Tag an, begann für mich, meine Frau und mein Umfeld ein neues, anderes Leben.

Fragen über Fragen gingen mir durch den Kopf. Doch auf die richtigen Antworten durfte ich lange warten. Langsam schlich sich die Angst vor der für mich ungewisseren Zukunft bei mir ein. Ich behielt die Diagnose einfach für mich. Nur eine Handvoll Leute wurden von mir eingeweiht. Weder mein Arbeitgeber noch meiner eigenen Mutter sagte ich ein Wort über das, was in meinem Gehirn passiert.
Mit der Zeit verschlechterte sich mein Zustand. Ich hatte plötzlich Probleme beim Anziehen der Arbeitsjacke oder konnte nicht mehr zügig mit sicheren Schritt laufen.
Gespräche zu führen wurde immer

schwieriger, denn die Krankheit ließ mich immer leiser und undeutlicher sprechen. Ich war zudem von den Medikamenten ständig übermüdet. Konnte keinen langen Gesprächen mehr folgen, ohne einzuschlafen oder längere Strecken mit dem Auto fahren. Dazu wurde mein Zittern immer heftiger. Nach etwa drei Jahren begann dann auch mein linkes Bein mit dem Zittern. Wenn ich im Auto oder am Schreibtisch saß, besuchte mich ein ganz gewisser Schmerz immer öfter auf. Ich hatte das Gefühl, mein Fuß liegt in einem Schraubstock und der wird durch eine unsichtbare Hand immer weiter zugedreht. Ich durchstöberte das World Wide Web nach Informationen und nach Antworten, doch es gab bis heute keine einzige hoffnungsvolle Nachricht, die mich hoffen ließ. Im Gegenteil, mein Frust nahm durch das Lesen immer weiter zu.

Meine Stimmung verschlechterte sich und sprang in mein Umfeld über. Doch ich war damals zu sehr mit mir selbst und meiner Krankheit beschäftigt, um zu erkennen, dass mir der Boden unter den Füßen entzogen wurde.

Ich bin vom Charakter her ein Mensch, der versuchte, immer, ohne Hilfe durch andere, voran zu gehen. Ich war sehr körperbewusst und stolz auf meine Jahrzehnte antrainierten Muskeln. Jetzt durfte ich Monat für Monat zusehen, wie dieser Stolz oder war es doch die Eitelkeit langsam, aber kontinuierlich verschwand.

Ich beantragte 2017 meine erste und 2019 meine zweite Rehabilitation bei der Rentenversicherung. Beide Anträge wurden wegen meiner Krankheit sofort genehmigt und ich verbrachte die Rehabilitationen jeweils in Bad Wildungen.
Dort lernte ich eine Handvoll Menschen kennen, die ein ähnliches Schicksal, wie ich es hatte, mit mir teilten. Noch heute stehen wir über das Sozialmedia in Kontakt. Eines wurde mir aber durch die Reha und meinen dort neuen Bekannten klar. Ich musste mir endlich eingestehen, dass ich behindert war.

Das Arbeiten, der Sport und meine Familie waren mein Leben. Beides fiel mir aber immer schwieriger in gewohnter Weise zu perfektionieren. Das fiel dann auch den Leuten in meinem näheren Umfeld auf und die verwunderten Blicke sowie die Fragen an mich wurden mehr.

Nach ungefähr vier Jahren beschloss ich, mein bis dahin behütetes Geheimnis zu lüften, indem ich darüber ein Buch veröffentlichen wollte. Die Idee mit dem Buch nahm mich in seinen Bann und ließ sich nicht mehr abschütteln. Also setzte ich mich in jeder freien Minute vor die Tastatur und tippte ganze Sätze auf dem Bildschirm. Jetzt ist es so. Ein normaler Mensch tippt und speichert das Geschriebene ab. Bei mir mit dem Tremor sah es ein wenig anders aus. Ich tippte und durch meine zittrigen Händen, waren fast alle Wörter mit ungewollten Rechtschreibfehlern versehen. Das Projekt zog sich dadurch wie Kaugummi in die Länge. In der Zwischenzeit überfiel der Krebs meine Familie und ich fiel immer tiefer in mein Loch hinein. Die Hände, die mir helfend gereicht wurden, übersah ich und die Mauer um mich herum wurde immer größer. Ich ließ damals niemanden mehr an mich heran und zerstörte das, was ich in meinem Leben bisher erreicht hatte.
Körperlich sah nun jeder, dass mit mir etwas nicht stimmte. Doch mein psychischer Zustand war durch meinen Freund Parkinson weit mehr gefährdet als meine physische Form.
Ich beantragte wieder eine Rehabilitation bei

der Rentenversicherung und wieder wurde diese genehmigt.

Doch dieses Mal unter anderen Voraussetzungen. Bevor ich die Kur antreten konnte, streikten mein Kopf und mein Körper. Meine Neurologin telefonierte mit dem Chefarzt der Schlossklinik in Borken am Prosping See und vier Tage später war ich als Patient dort für die nächsten Wochen Zuhause. Ich wusste anfangs nicht, dass dies die damals beste Entscheidung meines Lebens werden sollte. In der Klinik nahm man mich mit offenen Armen auf. Ich schrieb damals mein fünftes Buch und begann dort Gedichte über meinen Gemütszustand zu schreiben. Am Ende wurden es ungefähr hundert Gedichte und bis heute kamen noch einmal die gleiche Anzahl dazu.

Dort beim Erstgespräch, stellte mir der Doktor dann eine Frage, die mich aus den Schuhen haute. Ich arbeitete seit über dreißig Jahren in meinem Unternehmen und das mit Lust und Leidenschaft. Jetzt fragte mich der Arzt vor mir, wie lange ich noch arbeiten wollte. Der wollte mich doch tatsächlich dazu bringen, die Erwerbsunfähigkeitsrente zu beantragen. Noch dazu diagnostizierte er eine schwere Depression bei mir.

Trotz Parkinson und der neuen Diagnose Depression versuchte ich mich durch tägliche Liegestütze und einen mitgebrachten Expander abends fit zu halten. Aus Angst, weiter an Muskelmasse zu verlieren, zog ich mein Programm weiter unermüdlich durch.

Es passierte dann am vierten Tag in der Klinik. Erik, dort selbst seit Wochen wegen Depressionen in stationierter Behandlung, sprach mich einfach an. Erik, ein unwahrscheinlich netter Kerl, hatte zwei Wochen vorher erfahren, dass er an Parkinson erkrankt war. Jetzt suchte er das Gespräch mit mir als Leidensgenossen. Wir trafen uns im Restaurant der Klinik und redeten über Parkinson.
Erik und ich waren uns sofort sympathisch und er erzählte mir, dass sich nach dem Abendessen einige Patienten, er mit eingeschlossen, zum Tischtennisspielen trafen. An diesem Abend hatte ich dann zum ersten Mal einen Tischtennisschläger in der Hand. Obwohl, Schläger konnte man dieses abgenutzte Stück Holz nicht mehr nennen. Doch die Leidenschaft des Spiels steckte mich sofort an und über mein Handy bestellte ich mir einen neuen Schläger. Drei Tage danach

hatte ich meinen eigenen Schläger und spielte dort bis zu meiner Entlassung jeden Abend eine Stunde Tischtennis. Tischtennis sollte meine neue Passion werden, nur wusste ich es damals noch nicht.

Erik verließ uns dann und ich spielte mit Kai dort weiter. Obwohl ich gegen keinen der beiden gewinnen konnte, hatte ich die Liebe zu diesem Sport schnell gefunden.

Doch bevor ich mich dem Tischtennis widmen konnte, musste ich noch einige andere wichtige Hürden aus dem Weg räumen.

Die beantragte Rehabilitation in Bad Wildungen stand nur drei Tage nach dem Klinikaufenthalts in Borken an. Dort sollte ich den ersten Schritt in die Erwerbsminderungsrente wagen.

Für mich selbst war dies ein sehr großer Schritt, denn ich ging vorher immer gerne arbeiten. Ich mochte meinen Job und nun sollte es einfach so enden. In meinem Kopf konnte ich es noch gar nicht begreifen, dass ich bald Rentner sein sollte. Ich wusste, eine schwierige Zeit stand mir bevor.

Zu meinem Glück, in den letzten Jahren hatte mich mein Glück ja eigentlich verlassen, heuerte ich in einer Selbsthilfegruppe für an Parkinson erkrankte Menschen an. Hier wurden mir wichtige Informationen und jede Menge Unterstützung zugeworfen.

Aus der Rehabilitation wurde ich dann mit dem Ergebnis der dort behandelnden Ärzte als nicht mehr einsatzfähig eingetragen. In dem Abschlussbericht war die Rede, dass es mir nicht mehr gelingen würde, mehr als drei Stunden täglich eine Erwerbstätigkeit nachgehen zu können.

Ich verließ die Rehaklinik mit einem Gefühl der Unwissenheit. Einen Tag später beantragte ich über den Rentenversicherungsträger die Erwerbsminderungsrente. Danach begann der behördliche Wahnsinn. Der Papierkrieg mit den Versicherungen, dem Arbeitgeber, der Krankenkasse und der Rentenversicherung kostete mir in den nächsten sechs Monaten manchmal acht Stunden am Tag. Ohne Rücksicht, dass ich ja eigentlich gar nicht mehr als drei Stunden täglich arbeiten konnte, legten mir die zuständigen Stellen viele Steine und Hindernisse in den Weg. Meiner Krankheit halfen diese Monate, sich weiter in mir auszubreiten. Mein Wohlbefinden war zu diesem Zeitpunkt auf dem Nullpunkt.

In dieser Zeit flatterte von der Bundesvorsitzenden meiner Selbsthilfegruppe für Parkinson erkrankte Mitglieder eine Nachricht zu mir ins Haus. Im August 2022 sollten in Eindhoven die Parkinson-Games stattfinden. Diese sportlichen Wettbewerbe sollten mit den Paralympics zu vergleichen sein. Die ganze Welt wollte sich dort treffen und in den sportlichen Wettkämpfen den besten Sportler unter den an Parkinson erkrankten Teilnehmern ausmachen. Ich schaute dort in den beigefügten Anhang und sah, dass unter den vielen Sportarten auch der beste Tischtennisspieler ausgespielt werden sollte.

Obwohl ich gar kein guter Tischtennisspieler war und ich bisher eigentlich nur in meiner Reha einen Tischtennisschläger in der Hand hielt, wurde ich neugierig und mein Interesse war geweckt.

Ich beschloss mich in die Liste der Teilnehmer einzutragen und wählte Tischtennis als meine Sportart aus.

Der Anfang war somit getan. Was ich damals nicht wusste, ich hatte mit dieser Anmeldung meine persönliche Lawine ausgelöst und befand mich mittendrin.

Die nächsten Wochen vergingen, ohne das sich etwas tat. Irgendwann sprach ich bei einem Onlinetreff über die Parkinson-Games und riet der Vorsitzenden, eine Trainingsmöglichkeit zu organisieren. Denn unvorbereitet konnten wir dort nicht auflaufen. Wie recht ich hatte, nur wusste ich auch dies damals nicht.

Es dauerte wieder ein paar Wochen und ich wurde schon etwas nervös. Doch die Vorsitzende hielt ihr Wort und organisierte ein Treffen beim TTV Hervest Dorsten.

Mittlerweile hat der November mit Regen und Kälte die warme Jahreszeit abgelöst.

An einem Freitagabend stand ich dann vor dem Eingang der Sporthalle in Dorsten, in der der TTV beheimatet war. Ich kannte dort niemanden und war froh, als die Vorsitzende meiner Selbsthilfegruppe irgendwann durch die Tür schritt.

Der Vorsitzende des Tischtennisvereins André Funcke begrüßte uns freundlich und bot sich im Namen des Vereins an, uns die Gelegenheit zu geben, dort trainieren zu können.

Das war mein Start beim TTV Hervest Dorsten. Schon am ersten Tag lernte ich Jürgen und Margret kennen. Sie waren privat

ein Paar und beide an Parkinson erkrankt.
Doch das war nicht das Erstaunliche an den
beiden. Was mir imponierte, war, dass die
Zwei, im Mixed Team zusammen amtierende
Deutsche Meister im Ping Pong Parkinson
waren. Jürgen dazu noch Deutscher
Vizemeister. Wow, das war mal eine
Vorstellung der beiden.
Wir gingen also an die Platten und spielten
uns die Bälle zu. Wir waren anfangs zu sechst,
glaube ich, ist aber auch nicht so wichtig,
denn irgendwann stand mir Margret
gegenüber. Sie wollte gegen mich um Punkte
spielen. Trotz meiner Unerfahrenheit im
Tischtennis nickte ich ihr zu. Ich verlor mit 1:3
Sätzen, hielt aber mit und dachte mir, es fehlt
nicht viel.
Wir gaben uns die Hand und es entwickelte
sich von diesem Abend an ein
freundschaftliches Verhältnis.
Jürgen, Margret und ich bildeten den Kern der
Parkinsongemeinschaft beim TTV.
Wir waren die drei Personen, die bei jedem
Training anwesend waren.
Es dauerte auch nicht lange und wir drei
gehörten nicht nur der Parkinsongruppe an,
der TTV nahm uns in ihrem gemeinsamen
Trainingsbetrieb auf. Jetzt trainierten wir drei

mit den anderen Spielern und Spielerinnen des Vereins.

Ich lernte bei so einem Trainingstag, es war ein Dienstag, Marco kennen. Marco ist der Geschäftsführer und zweite Vorsitzende des Vereins. Er nahm sich die Zeit und stellte sich mit mir an die Platte. Irgendwie hat es riesigen Spaß gemacht und ich fragte ihm, wann und ob er wieder mit mir trainieren würde. Zu meiner Überraschung durfte ich eine Woche später wieder mit ihm trainieren. Marco erzählte mir, dass er nur dienstags in der Halle sei und ich fragte ihn, ob er jeden Dienstag mit mir ein paar Bälle schlagen möchte. Er nickte mir zu und ich war glücklich. Es dauerte auch nicht lange und Marco wurde der Betreuer, Trainer und Ansprechpartner von Jürgen, Margret und mir. Aber dazu später mehr.

Immer wieder forderte Margret mich zu einem Trainingsspiel um Punkte auf. Jetzt bin ich ein Spieler, der keine starken Nerven bei Punktspielen hatte und ich verlor unser zweites Match mit 2:3.
Eine Woche später unterlag ich sogar mit 0:3. Mein Ehrgeiz war geweckt. Ich wusste ja, dass ich dran war. Es dauerte bis zum vierten Match, um zum ersten Mal als Gewinner aus dem Spiel zu gehen. Am Ende stand es 3:1 für mich. Das war genau der Motivationsschub, den ich benötigt habe.
Jürgen dagegen war eine Nummer zu groß für mich. Er war einfach die Bigpoints besser. Das musste ich mir von Anfang an eingestehen.
Wir drei trainierten zusammen und lernten uns immer besser kennen. Ich erinnere mich an einen Trainingstag. Margret forderte mich zu einem kleinen Punktspiel auf. Beim Einspielen hatte ich ein gutes Gefühl und war sicher, sie heute zu schlagen. Doch mein Gefühl lag falsch. Sie gewann 3:0 oder besser, ich verlor mit 0:3. Viel zu viele Fehler prägten an diesen Abend mein Spiel und machten mich zum Verlierer. Mich hatte einfach im Spiel der Mut verlassen, das zu spielen, was ich kann. Ich war enttäuscht von mir und als Margret mir die Hand gab, forderte ich eine

Revanche. Sie nickte und wollte gehen. Doch ich sagte ihr, ich möchte jetzt sofort meine Revanche.

Ich spielte dann mit meiner Wut und Enttäuschung im Bauch. Mir war es egal, ob ich verliere. Ich traf plötzlich mit fast jeden Schlag die Platte und das Spiel ging mit 3:0 an mich. Jetzt wusste ich, dass ich es doch kann und fuhr an diesen Abend glücklich nach Hause.

Einige Wochen nach unserem Beitritt beim TTV Hervest Dorsten fragte mich Margret, ob ich auch bei der PingPongParkinson Weltmeisterschaft in Pula, Istrien teilnehmen möchte.

Ich glaubte mich verhört zu haben und schüttelte erst den Kopf. Doch Margret und Jürgen haben es dann überzeugend geschafft, dass ich den Kopf nicht mehr schüttelte, sondern nickte. Trotzdem war meine Überzeugung, dass meine Leistung nicht für solch ein großes Tischtennis Turnier ausreichen würde.

Die German Open im Mai in Bad Homburg sollten meiner Meinung nach aber doch zu früh kommen und ich meldete mich für diese Meisterschaft nicht an. Diese Entscheidung war zwar richtig, doch bereut habe ich sie später trotzdem.

Natürlich wusste einige Tage später der ganze Verein über unser Vorhaben Bescheid und Marco sagte zu, uns zu trainieren und nach Kroatien zu begleiten.

Jetzt bin ich ein ehrgeiziger Mensch und nur das Dienstagstraining mit Marco reichte mir nicht wirklich, also fragte ich den damaligen Sportwart Frank, ob er nicht Lust hätte, mir einiges an der Platte beibringen zu wollen. Er sah mich lächelnd an und nickte. Ich war froh über seine Entscheidung, mich zu trainieren. Meist durfte ich dann zum Trainingsende mit ihm ein paar Bälle schlagen. Oft saßen wir danach noch zusammen und tranken ein Bier zusammen. Ich war endlich beim TTV angekommen.

Ich lernte langsam viele neue Spieler des TTV kennen und könnte über jeden viele Sätze schreiben, deshalb bitte ich jetzt schon um Vergebung, sollte ich jemanden vergessen haben.

Eine lustige Geschichte fällt mir dabei plötzlich ein. Da gibt es den Markus, ein wirklich sehr guter Spieler unserer zweiten Mannschaft. Irgendwann saßen wir noch gemeinsam bei einem Bier nach dem Training zusammen. Ich glaube, Markus und seine Kumpels hatten auch schon mehr als ein Bier intus. Ist aber auch egal. Denn im Gespräch miteinander erzählte er von einem Mädchen, dass eine Verabredung mit ihm platzen lassen hat.

Jetzt wusste er, dass ich einige Bücher und auch Gedichte geschrieben habe. Wir redeten so um das Thema herum, als er mich mehr aus Spaß als im Ernst fragte, ob ich ihm nicht helfen könnte.

Ich lachte in der Runde mit und verließ danach die Halle. Doch am anderen Tag ging mir der arme Kerl nicht aus dem Kopf und ich nahm mein Handy und tippte einige Sätze für ihn ein. Es wurden zwei Gedichte, die ich ihm zu seiner Überraschung schickte.

Ich weiß es nicht mehr genau, aber ich glaube, dies war eines von den beiden Gedichten.

Immer wenn ich an dich denk und mir mein
Gehirn verrenk, male ich in Gedanken ein Bild
von dir, in dem du lächelnd kommst zu mir. In
Sehnsucht denke ich an dich, so das mein
Herz bekommt ein Stich.
Ohne dich zu sein, das schmerzt, ich sage dir,
es ist kein Scherz.
Ich weiß nicht wie ich es sagen soll, du sollst
aber wissen, ich finde dich einfach toll.
Lieben möchte ich dich für alle Zeit und hoffe,
du bist dazu bereit. Bitte gebe mir die Chance,
dich auszuführen mit Eleganz.
Ein Abendessen bei Kerzenlicht, nur für dich
und mich.
Dazu lade ich dich ein, bitte sage nicht Nein.

Ich hoffe, er ist mir jetzt nicht böse. Aber ich
meine, die Geschichte ist einfach zu amüsant,
um nicht erwähnt zu werden. Ob es zu einem
Date gekommen ist, weiß ich allerdings nicht.

Mein Ehrgeiz, mich ständig verbessern zu wollen, trieb mich immer weiter an. Ich erinnere mich da an einem Tag im Sommer. Die Medien berichteten von Temperaturen bis 40 Grad Celsius. Die Behörden rieten der Bevölkerung keinen Sport zu betreiben und im Haus zu bleiben. Doch es war ein Freitag und freitags trainierten wir immer. Ich stand also vor der Halle und wunderte mich über die verschlossene Eingangstür. Es dauerte ein paar Minuten und der Jupp kam mit seinem Wagen vorgefahren. Ich sah ihn schon beim Aussteigen kopfschüttelnd lächeln. Er sah mich an und fragte mich, ob es wirklich mein Ernst war, trainieren zu wollen. Ich würde aber alleine in der Halle sein, fügte er noch hinzu. Trotzdem bot er mir an, mich trainieren zu lassen und später die Halle wieder abzuschließen. Wir warteten 15 Minuten und niemand trudelte ein. Ich glaube, er hatte wirklich mit mir Bekloppten Mitleid, denn er gab mir noch eine Cola aus, bevor ich mich auf dem Weg nach Hause machte. Eine letzte Frage stellte ich ihm dann doch noch. Ich wollte wissen, warum er überhaupt zur Halle gekommen ist und er antwortete, dass er einen Anruf bekam, indem sie ihn baten, zu schauen, ob ich an der Halle stehen würde.

Denn ich wäre so verrückt, bei den heißen Temperaturen trainieren zu wollen. Der Jupp ist irgendwie das Familienoberhaupt des Vereins und für den TTV enorm wichtig. Ohne ihn wäre der Kühlschrank immer leer. Außerdem ist er, wie ich Fan des besten Fußballvereins der Welt und deshalb ist er mir besonders sympathisch. Jupp, wir Kölner müssen zusammenhalten.

In der Zwischenzeit lernte ich im Fitness-Studio, indem ich noch immer drei Mal die Woche trainierte, den Dieter kennen. Mit seinen 78 Jahren und 54 Jahren Tischtenniserfahrung lud er mich ein, mit ihm beim SUS Polsum ein paar Bälle zu schlagen. Es wurden mehrere Trainingseinheiten mit ihm und ich durfte dort oft zum Training kommen. Dafür danke Dieter und danke an den SUS Polsum.

Dieter versuchte mir den ein oder anderen Schlag besser beizubringen und das, obwohl ich ein hoffnungsloser Spieler bin. Doch ich habe immer Spaß nach Polsum zu kommen und wurde dort bisher immer freundlich empfangen. Ich hoffe auch weiterhin dort in der Halle ab und zu mit dem Dieter trainieren zu dürfen. Durch den Dieter und den Jupp erkannte ich, in was für einem hohen Alter noch auf sehr guten Niveau Tischtennis gespielt werden kann. Ich hoffe irgendwann einmal mit Dieter gleichzuziehen zu können, denn er versprach mir, wenn ich ihn zum ersten Mal schlagen werde, bekomme ich eine Flasche Asbach. Ich weiß zwar nicht, wie er auf Asbach kommt, aber das Angebot habe ich gerne angenommen.

Mittlerweile wurde ich Mitglied der deutschen Ping Pong Parkinson Familie. Jetzt dachte ich, als Mitglied könnte ich an jedem Stützpunkt trainieren und nahm Kontakt zu der Dülmener Gruppe auf. Der Ansprechpartner dort ist der Hans Georg, kurz HaGe genannt. Nach ein paar Mails durfte ich an einem Mittwochabend dort zum Training auflaufen. Die Truppe um HaGe begrüßte mich freundlich und mit offenen Armen. Ich fühlte mich sofort sehr wohl und durfte mit allen abwechselnd ein paar Ballwechsel spielen. Doch am Ende des ersten Trainings erklärte mir Hans Georg, dass sie mich gerne bei Ihnen begrüßen würden, ich aber dazu Mitglied bei der TSG Dülmen werden müsste. Es war schade, da ich ja beim TTV Hervest Dorsten als Mitglied geführt wurde, musste ich sein Angebot leider ausschlagen. Doch noch heute haben wir guten Kontakt miteinander und liefen uns danach noch öfter über den Weg.

Der Frühling war da und Margret bereitete sich mit Jürgen auf die German Open vor. In ihrer Vorbereitung spielten wir im Training oft gegeneinander. Wir lieferten uns viele spannende Spiele. Ich glaube, ich hörte bei einem Spielstand von 3 gewonnenen gegen 5 verlorenen Matches gegen mich auf zu zählen. Auch im Doppel verloren Marco und ich regelmäßig gegen die Beiden. Jürgen und Margret waren nun mal ein eingespieltes Team und schwer zu besiegen.
In dieser Vorbereitung zur deutschen Meisterschaft fragte Jürgen mich, ob ich mit ihm im Herren Doppel bei der Weltmeisterschaft antreten möchte. Er fragte mich? Es war eine Ehre für mich, ihm ein Ja als Antwort zu geben. Von diesem Zeitpunkt an trainierten wir beide regelmäßig im Doppel miteinander. Zu meiner Verwunderung harmonieren wir von Anfang an sehr gut zusammen und waren auf unserem Niveau schwer zu schlagen. Ich spielte gerne mit ihm im Doppel und hatte für unser Vorhaben ein gutes Gefühl.

Unsere Parkinsontruppe beim TTV bekam neue Gesuchter, während andere Mitspieler fern blieben. So lernte ich irgendwann einmal Norbert kennen. Er war älter als ich und konnte sich nur sehr schlecht bewegen. Er hatte sogar Mühe, den Ball vom Boden aufzuheben. Als er mich damals zu einem Spiel herausforderte, dachte ich, ihn schnell von der Platte zu putzen. Doch für meine Überheblichkeit sollte ich bis zum heutigen Tage bezahlen. Norbert machte mit mir, was er wollte. Egal was ich auch probierte, er war immer einen Schlag besser als ich. Bis zum jetzigen Zeitpunkt habe ich nicht einmal gegen ihn gewinnen können. Mein bestes Ergebnis gegen ihn war ein 2:3 gegen mich. Frustration breitete sich in mir aus und zum ersten Mal kamen mir Zweifel, ob meine Leistungsstärke für eine Weltmeisterschaft ausreichen würde. Diese Zweifel besuchten mich danach immer öfter. Meine Angst, mich mit der Weltmeisterschaft übernommen zu haben, wuchs mit jedem schlecht geschlagenen Ball.

Vom Verein bekamen wir drei immer weitere Unterstützung. Die Mannschaft um Marco und André stand hinter uns und viele von ihnen schlugen immer öfter Bälle mit uns. Wir fühlten uns nun voll im Verein integriert und hatten Spaß beim Training.

Zu Hause saß sich zu dieser Zeit einmal am Computer und besuchte die Homepage von Ping Pong Parkinson. Irgendwie kam ich dann auf ein Video der letzten deutschen Meisterschaft. Ich schaute mir neun Stunden die Ballwechsel der teilnehmenden Spieler und Spielerinnen an. Mein Interesse, doch noch solch ein Turnier spielen zu können, trieb mich an, trotz Anmeldeschluss anzufragen, noch auf den fahrenden Zug aufspringen zu können. In zwei Wochen sollten die German Open eröffnet werden. Doch zu meiner Enttäuschung hagelte es eine Absage. Auch auf die Frage, wenn noch jemand kurzfristig abspringen sollte, bekam ich als Antwort ein Nein.
Selbst schuld, hatte ich doch vorher kein Interesse gehabt und den Termin zur Anmeldung verstreichen lassen. So saß ich zu Hause, während meine Trainingspartner die German Open spielten. Margret brachte aus

dem Damendoppel eine Bronzemedaille mit nach Hause. Jürgen hatte das Pech, im Viertelfinale gegen den ungeschlagenen Titelverteidiger und späteren deutschen Meister antreten zu müssen. Er verlor glatt und kam mit leeren Händen zurück.
Von diesem Moment an startete für uns die Vorbereitung auf die Weltmeisterschaft.

Im Mai veranstaltete meine Selbsthilfegruppe in Dorsten an einem Samstag eine Informationsveranstaltung zum Thema Parkinson. Da das Tischtennis als eine Therapieform für Parkinsonpatienten galt, waren wir dort vom TTV auch präsent. Als Überraschung besuchte uns der amtierende deutsche Ping Pong Parkinson Meister der Kategorie drei Micki aus Hamburg bei diesem Event.
Schnell standen wir gemeinsam an der Platte und spielten ein paar Bälle. Ich wusste, diesen Mann musste ich schlagen, um die Chance auf eine Medaille zu bekommen. Bis heute waren die damals gespielten Bälle aber die Einzigen, die wir spielen sollten.
Das Unternehmen Weltmeisterschaft nahm langsam Fahrt auf.

Doch es gab auch Zweifel. Ich opferte viel zu viel meiner wertvollen Zeit dem Tischtennis und bekam immer öfter ein schlechtes Gewissen meiner Frau und meines Hundes gegenüber.

Ich sah an dem Gesicht meiner Frau, dass ich sie in letzter Zeit sehr vernachlässigt hatte. Ich muss zugeben, dass sie mir geduldig zugesteht, meinem Tischtennissport so nachgehen zu können. Dafür bin ich ihr sehr dankbar. Ohne ihre Unterstützung wäre das Vorhaben Weltmeisterschaft für mich nicht zu stemmen gewesen.

Zwischenzeitlich wurde auch die lokale Presse auf mich aufmerksam. Das kostenlose Blatt, Lokale Lust brachte eine Story über mich. Sie schrieb für den interessierten Leser über meine Parkinson Erkrankung und wie ich dem gegenüber durch das Schreiben versuche, kognitiv fit zu bleiben. Denn die Angst, durch eine eventuelle Demenz, die bei an Parkinson Patienten sechs Mal höher als bei nicht an Parkinson Erkrankten liegt, zu erkranken, trieb mich dazu zu schreiben. Durch dieses Gedächtnistraining hoffe ich geistig fit zu bleiben. Heraus gekommen sind bis zum jetzigen Zeitpunkt acht Bücher, über hundert Gedichte und etwa hundertfünfzig Songtexte. Für meine Songtexte suche ich übrigens noch Musiker für eine Zusammenarbeit. Das war das Thema in der lokalen Lust, eine Zeitung, die im monatlichen Rhythmus mit einer Auflage von ungefähr 60000 Exemplaren kostenlos in unseren Briefkästen gesteckt wurde.

Die anderen Presseberichte kamen von der Marler und der Dorstener Zeitung.
Der erste Artikel berichtete über meine Anstrengung, mit dem Schreiben von Büchern gegen die Krankheit anzukämpfen.

Der zweite Zeitungseintrag handelte von meinem Kampf im Fitness-Studio. Dort versuche ich durch regelmäßiges Training gegen den körperlichen Verfall durch Parkinson entgegenzuwirken.

Danach gab es einen Bericht am Weltparkinsontag, indem über mich und meine Krankheit geschrieben wurde.

Der letzte Pressebericht der beiden Zeitungen vor dem Flug nach Kroatien befasste sich dann mit unserer Teilnahme an die Ping Pong Parkinson Weltmeisterschaft.

Danach nannten mich schon einige meiner Freunde und Verwandten scherzhaft lokale Prominenz. Ich könnte darüber am liebsten mitlachen, wenn die sich fortlaufend verschlechternde Krankheit nicht wäre. Das Schlimme an meiner Parkinsonerkrankung war dies, dass sie sich unbeeindruckt durch meine ganzen Bemühungen weiter in mir ausbreitete. Mein Bewegungsablauf verschlechterte sich immer weiter. Ich kann mir zum Beispiel nur noch mit größter Mühe ein T-Shirt anziehen. Oft benötige ich dabei von den mit mir duschenden Sportkameraden

Hilfe. Auch so einfache Dinge wie mich abtrocknen, wurden mittlerweile zu einer fast aussichtslosen Herausforderung. Ich könnte jetzt ein ganzes Buch mit den Symptomen der Parkinsonkrankheit füllen, doch das möchte ich den Leser hier lieber ersparen. Niemand will doch wirklich wissen, dass wir Probleme haben, unseren Toilettengang zu kontrollieren oder die ewige Müdigkeit wegen den verursachten Schlafstörungen. Ja, es gibt tausend Dinge, die Parkinson an mich veränderte, es ist eben nicht nur das äußerlich erkennbare Zittern. Doch noch während ich die letzten Worte schreibe, freue ich mich auf das Tischtennis Training heute Abend und diese Freude kann mir niemand nehmen. Auch nicht der festgesetzte Besucher in meinem Gehirn namens Parkinson.

Was anfangs nur eine fixe Idee gewesen war, entwickelte sich nun immer mehr zu meiner Wirklichkeit. Mit jedem Tag, der verging, rückte die Weltmeisterschaft in Pula näher an mich heran. Ich wurde langsam unruhiger. Nachts im Bett liegend oder tagsüber in ruhigen Zeitabschnitten dachte ich immer mehr an das Turnier. Doch da gab es etwas, dass mich mehr als ein wenig beunruhigte. Meine Leistung und mein Fortschritt stagnierten. Verzweiflung kam in mir auf. Dazu hatte ich zuvor noch nie an einem ähnlichen Event teilgenommen und kannte die Leistungsstärke der anderen Teilnehmer nicht. Die Angst vor dem Versagen breitete sich langsam in mir aus. Ich setzte mir ein Ziel für diese Weltmeisterschaft. Obwohl ich keinen meiner dort teilnehmenden Gegner kannte, nahm ich mir vor, mindestens ein Spiel zu gewinnen. Diesen Wunsch so einer Blamage zu entgehen, setzte ich nun als Minimalziel aus. Alles andere wäre eine schöne Zugabe. An eine Medaille zu denken, wäre zu utopisch gewesen. Trotzdem träumte ich davon. Im Doppel mit Jürgen hatten alle Beteiligten die Hoffnung mit etwas Glück vielleicht doch um Edelmetall spielen zu können. Na ja, träumen wird ja noch erlaubt sein.

Es kam der Tag, als ich die Nachricht von Margret bekam, dass wir uns auf der Homepage von Ping Pong Parkinson für die Teilnahme bei der Weltmeisterschaft registrieren mussten. Die ersten hundert Registrierten erhielten dazu noch einen kleinen Rabatt bei den Anmeldungsgebühren. Ich füllte online das Formular aus und überwies die Anmeldegebühr. Damit saß sich mit im Boot der teilnehmenden Akteure. Es war geschafft. Zum ersten Mal in meinem Leben würde ich an einer Weltmeisterschaft aktiv teilnehmen. Thorsten und Lars, beides Macher des deutschen Ping Pong Parkinson Hauptstützpunktes Nordhorn, kümmerten sich jetzt um uns Teilnehmer und alles weitere, wie zum Beispiel die gesponserten Trikots von dem Ausrichter Gewo. Dafür noch mal von allen deutschen Teilnehmern, ein Danke an euch und euren Helfern. Ohne euch hätte die ganze Organisation nicht so gut funktioniert. Es wurde von Thorsten eine Whats App Gruppe eingerichtet und wir konnten darüber miteinander kommunizieren. Der Zug nach Pula war somit losgefahren.

Ich war so langsam zu einem Tischtennis Junkie geworden. Ich konnte einfach nicht genügend Zeit an der Platte verbringen und da kam mir mein Bekannter aus der Nachbarschaft gerade recht. Ralf, ebenso wie ich sehr ehrgeizig, mochte das Tischtennisspiel ebenfalls. Da hatten sich zwei gesucht und gefunden. Auf dem Spielplatz hinter seinem Garten steht eine Tischtennisplatte. Der Tisch aus Beton und das Netz, ein Metallblech, hielten uns nicht auf. Besser den Spatz in der Hand, als die Taube auf dem Dach, besagt ein wahres Sprichwort. Wir beide waren verrückt und spielten dort mindestens einmal in der Woche. Der Wind machte die Schläge manchmal unberechenbar, aber das war uns egal. Wir wollten beide besser werden und schlugen uns die Bälle um die Ohren. Er war ein Freund der kurzen, mit Schnitt gespielten Bälle. Ich dagegen mochte lieber die langen Vorhandschläge. Da er aber keinen Punkt abgegeben wollte, spielte er mir anfangs nur auf meine schwache Rückhand. Ich dachte mir nur, mach weiter so, denn mit jedem Schlag auf meine Rückhand werde ich besser. Natürlich freuten wir uns, wenn wir unserem Gegenüber einen Punkt abgenommen haben.

Wobei ich ihm dann immer völlig selbstlos sagte, dass er ja gegen einen Behinderten spielen würde. Danach lachten wir uns über den Spruch halb tot und verabredeten uns erneut.

Seit ungefähr einem halben Jahr spielen wir dort auf dem Spielplatz und ich habe noch nie gegen ihn gewinnen können. Es sind oft enge Spiele gewesen, doch am Ende war ich bisher immer der Verlierer. Da war es wieder, mein mich ständig begleitendes Problem. Spiele ich um Punkte, versagen meine Nerven. Wie oft musste ich mir von unserem Coach Marco schon anhören, dass ich meinen Kopf frei machen sollte. Ich versage eben bei den Bigpoints. Ich weiß es auch nicht. Die Angst zu verlieren, macht mich jedes Mal zum Verlierer. Aber auch meine Rückhand, die bis dahin überhaupt nicht funktionierte, hinderte mich, die entscheidenden Punkte zu machen. Es musste eine Lösung her. Obwohl Frank sich in der Halle mit mir die größte Mühe gab, trainierten wir erst einmal die Vorhand. Mir lief aber die Zeit davon, denn auch Margret und Jürgen nutzten meine Rückhandschwäche bei Punktspielen immer aus. Im Internet fand ich dann meine Hoffnung auf Erlösung. Über die Seite von Borussia Düsseldorf kam ich zum

Andro Trainingscamp nach Ochtrup.
Trainieren wie die Profis, das war der Weg,
den ich gehen wollte. Eine E-Mail verschickt
und ich war angemeldet. Timo, der Leiter des
dreitägigen Trainingscamps, meldete sich bei
mir und machte mich darauf aufmerksam,
dass dort überwiegend Kinder und Jugendliche
anwesend sein werden. Er sich aber freue,
mich als Teilnehmer einer Weltmeisterschaft
in seinem Camp begrüßen zu dürfen.
Ich also an einem Freitag Mittag in unser
Wohnmobil und fuhr Richtung Ochtrup. Doch
schon nach fünf Minuten auf der B58 in
Lippramsdorf der erste Stau. Im Verkehrsfunk
redete der Moderator davon, dass auf der A31
ein LKW umgekippt sei und die Autobahn
gesperrt war. Toll, dachte ich und wollte über
Reken fahren. Doch in Klein Reken fiel mir die
kleine Unterführung auf, die nur 2,9 Meter
hoch war. Mein Auto war mit 2,8 Meter Höhe
angegeben. Da ich aber nicht wusste, ob
meine auf dem Dach befindliche
Satellitenschüssel in die Höhe mitgerechnet
wurde, entschloss ich mich kein Risiko
einzugehen. Ich drehte und fuhr über Dülmen
und Münster nach Ochtrup. Ich brauchte für
die im Navigationsgerät angegebenen 75
Kilometer durch die Umwege fast drei Stunden

und war mit etwas Verspätung in Ochtrup angekommen. Nach und nach kamen die meist jungen Teilnehmer dort an. Viele standen auf der Autobahn im Stau.

Bei der Begrüßung wurde ich dann als besonderer Gast vom Timo vorgestellt. Als Teilnehmer einer Tischtennis-Weltmeisterschaft bekam ich von den staunenden Anwesenden meinen Applaus. Es war mir ziemlich unangenehm, denn ich wusste mit Sicherheit, dass die meisten Jugendlichen hier besser spielten als ich. Ich erkannte dann auch nur einen weiteren Erwachsenen Kursteilnehmer und wir beide fanden dann schnell zusammen.

Wie immer siegte ich an diesem Wochenende nicht einmal und trotzdem ging ich als Gewinner aus diesem Trainingscamp hervor. Meine Rückhand wusste ich jetzt viel besser einzusetzen. Mit einem glücklichen Gefühl trat ich die Heimreise an.

Zu Hause angekommen schrieb ich folgende Worte für das tolle Trainingswochenende und Timo veröffentlichte es über die Homepage des Ochtruper Tischtennisvereins.

Kommentar zu Andro Tischtenniscamp vom 19.8. bis 21.8.2022 in Ochtrup

Angemeldet über die Homepage von Borussia Düsseldorf habe ich den Weg nach Ochtrup gefunden. Dort begrüßte mich das Andro Trainerteam unter der Führung von Timo Scheipers am Freitagnachmittag sehr herzlich. Ich Michael Baltus, an Parkinson erkrankt und mit dem Tischtennisspielen vor 10 Monaten als Therapieform begonnen, fand mich plötzlich in diesem dreitägigen Tischtennislehrgang unter den vielen hochtalentierten Jugendlichen wieder. Mit 22 überwiegend jungen, aber sehr guten Spielen an der Platte sollte ich mich nun messen, was mir aber trotz aller größter Mühe nur selten gelang. Das Trainerteam, hier ist nicht nur Timo zu nennen, auch Bernd und Michael kümmerten sich geduldig um uns alle und besonders um mich. Da ich im Oktober an den Ping Pong Parkinson-Weltmeisterschaften in Kroatien im Oktober 2022 teilnehmen werde, wollte ich in den drei Tagen einige meiner Schwächen etwas verbessern. Den Optimismus der Trainer dieses hinzubekommen, teilte ich anfangs nicht mit ihnen. Doch beim ersten Einzeltraining mit

Michael als Coach an der Platte, belehrte mich eines Besseren. Meine Rückhand, bisher meine größte Schwäche, kann ich nun im Spiel wesentlich besser einsetzen als vorher. Dafür ein Danke an alle, die mich aus dem Andro-Trainerteam dahin geführt haben. Das Wochenende hat mir riesigen Spaß, trotz des erschöpfenden Profitrainings gemacht. Auch viele der talentierten Jugendlichen haben mir den einen und anderen Tipp zur Verbesserung meines Spieles mitgegeben. Auch dafür ein Danke an euch allen. Doch so gut das Tischtennistraining auch an diesem Wochenende war, ein besonderer Dank gilt von mir an die Mutter dieses Trainingscamps. Timo Scheipers Mama, beköstigte uns alle die ganzen drei Tage liebevoll und war die ganze Zeit mit ihrem Herzen dabei. Sie ist die gute Seele der Arminia aus Ochtrup, ohne sie wäre so ein Camp nicht möglich gewesen.
Danke für die tollen drei Tage Michael Baltus

Mit diesen Sätzen bedankte ich mich noch einmal bei Timo und seinem Team.

Trotz des tollen Trainingscamps in Ochtrup, fiel ich die vorher bestiegenen Sprossen der Leiter wieder herunter. Meine Formkurve zeigte steil bergab. Obwohl Marco und ich zum ersten Mal das Mixed Team Jürgen und Margret mit 3:2 schlugen, wurde ich immer unzufriedener. Zu viele Fehler begleiteten mich und mein Spiel. Auch die vielen aufmunternden Worte der anderen Vereinsmitglieder konnten mich nicht wirklich überzeugend aufbauen. Irgendwie trat ich auf der Stelle. Genau in dieser Phase kam noch eine neue Hiobsbotschaft dazu. Aber eins nach dem anderen.

Ich suchte für den Mixed Wettbewerb bei der Weltmeisterschaft eine Partnerin und hatte die geniale Idee, eine Anfrage über die Whats App Gruppe der WM Teilnehmer zu starten. Mit den Worten, welche Dame möchte mit mir Weltmeister werden, begann ich meine Anfrage. Keine fünf Minuten später hatte ich eine Partnerin gefunden. Wow und was für eine. Gabi war bei den letzten deutschen Meisterschaften bis ins Finale gekommen und durfte sich deutsche Vizemeisterin nennen. Ich konnte mein Glück kaum fassen. Das Margret sie dazu noch gut kannte, war das Sahnehäubchen auf unser Dessert. Schnell trafen wir uns zum gemeinsamen Training in unserer Halle. Es lief gut zwischen uns. Dachte ich zumindest. Doch mein Ehrgeiz war es wohl, der sie nach unserem zweiten Training wieder abspringen ließ. Ich wollte wohl Zuviel von ihr. Enttäuscht nach unserem Telefonat am anderen Tag, versuchte ich noch kurz vor dem Start des Turniers, eine andere Partnerin zu finden. Doch meine Suche blieb erfolglos.

Ich durchsuchte die Teilnehmerliste nach einer Mixed Partnerin, doch von den Damen, die in Pula dabei waren, sagte keine mehr zu. Zwei Tage vor der Eröffnungsfeier kam noch einmal kurz die Hoffnung auf, doch noch eine Partnerin zu finden. Der Topfavorit auf den Weltmeistertitel sagte das Turnier krankheitsbedingt ab. Seine Mixed Partnerin stand meiner Meinung nach jetzt ohne Partner da. Dachte ich zumindest. Doch die amtierende Deutsche Meisterin hatte sofort einen neuen Partner und sagte mir leider ab. Es wäre auch zu schön gewesen. Bei den Spielen in Pula lernte ich Silke dann kennen und muss ihr hiermit noch nachträglich ein Kompliment machen. Silke ist eine nette, hilfsbereite Frau und eine sehr gute Tischtennisspielerin.

Kurz vor der WM wurden wir Dorstener erstmals zum ausgetragenen Emscher Cup in Oberhausen vom Ausrichter SC Buschhausen eingeladen.

Dort sollte im Einzel und im Doppel der jeweilige Gewinner ausgespielt werden. Das Turnier in Oberhausen sollte am 03. September stattfinden und galt bei allen Beteiligten als Standortbestimmung für die Weltmeisterschaft in Kroatien, die sechs Wochen später beginnen würde. Dies war von uns das erste Turnier in den Trikots des TTV Dorsten-Hervest.

Doch auch dieses Turnier wurde am Morgen vor dem Start durch einen Organisationsfehler abgesagt.

Eine gute Vorbereitung sieht allerdings anders aus. Vor allem meine persönliche Formkurve bewegte sich jetzt plötzlich nach unten. Bedingt durch meine flatternden Nerven bei Punktspielen. Der September hatte begonnen und ich noch immer kein offizielles Spiel gemacht. Die Zeit drängte endlich im Spiel das Gelernte einzusetzen und vor allem die Nerven in den Griff zu kriegen.

Es waren noch fünf Wochen bis nach Pula. Wir trafen uns zum Dienstagstraining. Eigentlich begann nun die Phase des Einspielens und die, die kleinen Fehler auszuschalten. Aber ich bekam keinen vernünftigen Ball auf die Platte. Ich war verzweifelt und enttäuscht von mir selbst. Zweifel kamen in mir auf, ob meine Entscheidung, mit zur Weltmeisterschaft nach Kroatien zu fahren, die Richtige gewesen war. Auch die aufmunternden Worte unseres Betreuers Marco Stepka halfen mir nicht wirklich weiter.

Unverhofft kam ich dann 4 Wochen vor Pula zu meinem ersten Meisterschaftsspiel für den TTV. Die 6. Mannschaft hatte so viele krankheitsbedingte Ausfälle, dass ich dort aushelfen durfte. Das Niveau der Spieler war und ist aber noch wesentlich besser als mein Können. So verlor ich meine 3 Spiele trotz größter Bemühungen meinerseits. Mit einem 5:5 fuhren wir dann aus Gladbeck wieder nach Hause. Spaß gemacht hat es trotz meiner Niederlagen und ich hoffe, bald den ersten Sieg für den TTV einspielen zu können. Durch die Teilnahme bei diesem Meisterschaftsspiel in der 2. Kreisklasse wurde meine Motivation wieder angestoßen und ich nahm mir vor, noch intensiver zu trainieren. Für unsere Homepage verfasste ich dann noch folgenden Artikel.

Mein erstes Mal!

Seit 10 Monaten trainiere ich, Michael Baltus jetzt beim TTV Hervest Dorsten und gestern, Freitag, den 16.9.2022 war es endlich so weit. Durch krankheitsbedingte Ausfälle benötigte die 6. Mannschaft einen Spieler, der kurzfristig einspringen konnte. Die Wahl fiel auf mich. Ich hatte also am Nachmittag erfahren, dass ich am Abend mein erstes Meisterschaftsspiel bestreiten sollte. Die Fahrt ging nach Gladbeck zum BV Renfort. Dort angekommen wurden wir von dem Gastgeber herzlich empfangen und mein Gefühl beim Einspielen war trotz meiner leichten Nervosität positiv. In der Aufstellung Thomas Päpke, Ulrike Hölting , Dieter Bergmann und mit mir sollten weitere Meisterschaftspunkte erkämpft werden. Nach den beiden Doppel stand es 1:1. Während Dieter und ich unser Doppel gegen die Nr. 1 und 2 des Gegners trotz guten Spiels in 3 Sätzen verloren, fuhren Thomas und Ulrike den ersten Punkt für uns ein.
Dann begannen die Einzel und Thomas

gewann sein Spiel. Ulrike schlug sich sehr gut gegen den besten Spieler des BV Rentfort, hatte auch schon Matchball und unterlag dann doch noch im 5. Satz mit 14 : 12. Ihr Match war an Spannung kaum zu überbieten gewesen. So stand es zwischenzeitlich 2 : 2. Jetzt kam mein erster Einsatz im Trikot des TTV. Das Einspielen mit dem Gegner gab mir das Gefühl, mithalten zu können. Doch mir fehlte die Erfahrung und ich verlor mit 0 : 3 Sätzen. Thomas holte dann einen weiteren Sieg und es stand 4 : 4, als ich zum Ende an die Platte musste. Dieter kämpfte mittlerweile in seinem 2. Spiel um den Sieg. Ich hatte plötzlich die Chance, mit der Mannschaft als Gewinner den Heimweg anzutreten, schaffte es aber trotz allen Optimismuses nicht, meinem Gegenüber zu besiegen. Am Ende wurde das Match der 6. Mannschaft des TTV mit einem leistungsgerechtem 5 : 5 belohnt und wir hatten 2 Punkte in der Meisterschaftstabelle mehr.

Danach luden die Spieler des BV Rentfort uns noch zu einem Bier ein und wir plauderten noch ein wenig zusammen. Dafür ein Dank an die netten Gastgeber aus Gladbeck.

Mein Fazit zu meinem ersten Mal. Erwartungsgemäß habe ich leider keines meiner Spiele gewonnen. Doch so weit bin ich nicht mehr zurück. Ich werde mich weiterhin im Training bemühen und dann auch den ersten Sieg für den TTV einfahren. Es hat trotzdem riesigen Spaß gemacht. Ich fühle mich nun als angekommen beim TTV Hervest Dorsten. Danke an Ulrike, Thomas und Dieter, dass ihr mich bei euch aufgenommen und unterstützt habt. Beim nächsten Mal werde ich vielleicht auch punkten.

Einige Wochen vor Pula lernte ich einen weiteren Teilnehmer der Weltmeisterschaft kennen. Ede vom Stützpunkt Oberhausen trainierte an einem Dienstag mit uns zusammen. Ich erfuhr, dass er in der Kategorie drei starten würde, also in meiner Klasse. Zum ersten Mal konnte ich mich mit einem direkten Konkurrenten messen. Ich hatte nach dem Training dann ein positives Gefühl und war kurz zufrieden. Ede besuchte uns dienstags dann noch zwei oder drei Mal, doch ich versuchte ihm aus dem Weg zu gehen. Ich wollte ihn meine Schwächen im Spiel nicht präsentieren. Trotzdem ist Ede schon ein toller Kerl und wir wollen weiterhin über die Stützpunkte in Kontakt bleiben.

Sonntag, noch 16 Tage, bis der Flieger nach Kroatien mit uns startet. Ich stehe mit meinem Kumpel Ralf zu Hause an der Platte und wir spielten wie immer. 3:1 Sätze gegen mich. Ich verlor nicht nur das Match, sondern auch meine Freude am Spiel. Immer wieder die gleichen Fehler zu machen und nicht in den Griff zu bekommen ist zu frustrierend. Geht es um Punkte, versagen dazu auch noch meine Nerven. Ich war plötzlich der Meinung, Istrien war ein Fehler. Mein Können reichte einfach nicht aus. Ich verlor jedes Spiel, sogar gegen sportlich unterlegene Gegner. Meine Motivation fiel unaufhaltsam weiter ins Bodenlose. Ich weiß nicht mehr, wie ich das Ding noch umdrehen kann. Da die Reise nach Pula aber schon gebucht und ich meine Zusage gegeben habe, werde ich dort auch antreten. Auch wenn ich in der jetzigen Form kein Spiel gewinnen werde.

Eine Partnerin für den Mixed-Wettbewerb hatte ich bis dahin auch nicht mehr gefunden und so bin ich im ersten Wettbewerb bei der Weltmeisterschaft schon ausgeschieden, ohne ein Spiel absolviert zu haben.

Jetzt, zehn Tage vor Beginn der Weltmeisterschaft, begann die heiße Phase. Im Training hatte ich gegenüber den Vorwochen ein gutes Gefühl.
Frank Determann und auch Daniel Bergmann, beides Spieler des TTV Hervest Dorsten, zeigten mir noch das eine und andere, dass mir Probleme bereitete. Nun war es so, ich hatte die Probleme auch nach dem Training noch, doch meiner Psyche taten deren Hinweise gut. Ich musste nun nur noch versuchen, das Gezeigte in die Praxis umzusetzen.

Mehr Mut, meine Stärken auch im Spiel einzusetzen.

Ich hatte die Lust auf das Turnier wieder gefunden und ging motiviert in die letzten Trainingseinheiten. Doch eine Frage stellte sich mir immer wieder in den Weg. Wie hoch ist das Niveau meiner Gegner? Für mich als Neuling ohne bisherige Turniererfahrung bleibt diese Ungewissheit bis zum ersten Spiel in Pula unbeantwortet. Mein Ziel bleibt weiterhin ein Spiel zu gewinnen und dort nicht unterzugehen.

In der Zwischenzeit suchten und fanden wir zwei Unternehmen, die uns über den Verein unterstützen wollten. Da wir für alle Kosten, die für das Unternehmen Ping Pong Parkinson Weltmeisterschaft aufgebracht werden musste, selbst aufkommen mussten, waren wir froh, eine solche Unterstützung gefunden zu haben.

Der erste Unterstützter war das Unternehmen Rotarier Herten, die uns viel Glück in Kroatien wünschten und die Daumen drückten. Jetzt hofften wir noch auf zwei weitere Interessenten, die den Tischtennissport und unsere Reise zur Ping Pong Parkinson

Weltmeisterschaft unterstützen wollten.

Uniorg ein selbstständiges Unternehmen der
SAP Gruppe und in der digitalen Welt
beheimatet, wurde dann einige Tage später
unser zweiter Unterstützer.
Auch hier ein Danke für die Unterstützung.

In meinem Leben drehte sich zu dieser Zeit
alles um die Weltmeisterschaft. Ich vergaß
dabei fast, dass ich durch die Parkinson-
Erkrankung immer stärker eingeschränkt
wurde.
Das Autofahren zur Halle wurde für mich
manchmal zur wirklichen Qual. Mein linker Fuß
schmerzte nach zehn Minuten Fahrzeit so
sehr, dass ich mit Tränen unterlaufenden
Augen schreien hätte können. Dabei hatte ich
mir einige Monate zuvor extra einen neuen
Wagen mit Automatikgetriebe zugelegt. Auch
mein schmerzendes linkes Knie zwang mich
noch vor Pula, meinen Orthopäden
aufzusuchen. Nach dem MRT stand die
Diagnose fest. Arthrose hatte sich dort
eingenistet. Ich biss auf die Zähne und wir
vereinbarten eine Weiterbehandlung für nach
der Weltmeisterschaft.

Trotz aller Umstände und Hindernisse war ich meist der erste Erwachsene beim Training und oft einer der letzten Trainierenden in der Halle. Es kam vor, dass ich erst nachts nach Hause gekommen bin. Am anderen Morgen bin ich mit gefühlten hundert Jahren und mit Schmerzen wie nach einen Marathonlauf dann aufgewacht. In dieser Zeit vernachlässigte ich das Training im Fitness-Studio. Mein Körper spielte einfach nicht mehr mit.

Oft genug stehe ich vor meiner Haustür und versuche den Haustürschlüsseln aus meiner Hosentasche zu fischen. Manchmal gelingt es mir frustrierend erst im zehnten Versuch. Diese Kleinigkeiten haben durch meine Krankheit eine große Veränderung in meinem Leben bewirkt. Ich muss mir wirklich eingestehen, behindert zu sein.

Obwohl die letzten beiden Trainingseinheiten für mich gut liefen, klopfte genau eine Woche vor Pula ein Tag an, an dem nichts klappte. Ich bekam mal wieder den Kopf nicht frei und den Ball nicht auf die Platte. Da kam mir das nette Angebot der Ping Pong Parkinson Gruppe Dülmen sechs Tage vor dem Abflug einige Spiele dort zu absolvieren, gerade recht. Hans Georg Stremlau war begeistert und so fuhr ich den Mittwoch nach Dülmen und testete dort gegen die Dülmener meine Form. Die Ping Pong Parkinson Truppe des TSG Dülmen begrüßte mich mal wieder mit offenen Armen und wir alle hatten riesigen Spaß. Ich wurde dort dann sogar von dem Trainer der ersten Mannschaft eingespielt. Zum Abschied vereinbarten wir noch ein Freundschaftsspiel meines TTV gegen den TSG.

Fünf Tage vor der Eröffnungsfeier im Amphitheater von Pula wurden die Setzlisten für die Weltmeisterschaft veröffentlicht.

Im Einzel fand ich mich auf Platz 101 von 107 Teilnehmern wieder. Kein Wunder, dass ich keine Mixed Partnerin gefunden habe. Ich wurde wie von mir gewünscht in der Kategorie drei eingeteilt.

In dieser Klasse wurde ich auf Nummer 37 platziert. Im Doppel mit meinem Partner Jürgen Brandenstein bin ich in der Kategorie drei auf Platz zwei als einer der Favoriten gesetzt worden. Margret war bei den Frauen an 8. und Jürgen bei den Männern an 41. Stelle gesetzt.

Verzweifelt suchte ich noch eine Mixed-Partnerin, doch bis zum Start vom Düsseldorfer Airport sollte es mir nicht gelingen, eine Dame zu finden, die mit mir spielen wollte. Alle Frauen hatten ihre Partner schon gefunden. Ich musste einsehen, dass ich den Mixed-Wettbewerb vergessen durfte. Na ja, vielleicht sollte es einfach so sein und ich mich auf das Doppel mit Jürgen konzentrieren. Im Einzel rechnete ich mir keine Chance aus meine Spiele zu gewinnen, deshalb galt meine volle Aufmerksamkeit das Spiel mit meinem Doppelpartner.

Einen Tag vor dem Abflug meldeten sich meine Lendenwirbel wieder. Ich konnte kaum aufstehen und laufen. Dazu plagte mich die Arthrose im rechten Knie. Die beiden Bandscheibenvorfälle schmerzten wie verrückt und behinderten meinen Bewegungsablauf. Keine tollen Voraussetzungen, um bei einer Weltmeisterschaft zu spielen. Ich konnte es kaum glauben. Warum kann mal irgendwas bei mir glatt laufen? Neben den vielen Medikamenten, die ich für meine Parkinsonerkrankung schon einnehmen muss, kamen jetzt noch Schmerzmittel dazu.

Es kam der Morgen, an dem wir zusammen nach Düsseldorf zum Flughafen fuhren. Marco als unser Trainer und Betreuer war schon mit seiner Frau vor Ort in Kroatien. Jürgen, Margret und ich saßen dort und warteten auf das Boarding, als plötzlich Christoph aus Berlin auch ein Teilnehmer des Teams Germany vor uns stand. Christoph reiste alleine und wirkte ziemlich verloren. Wir kamen ins Gespräch und irgendwann redeten wir über unsere Tischtennisschläger. Christoph wurde plötzlich ein wenig nervös und durchsuchte seinen Rucksack nach seinen Schlägern. Er packte den Rucksack komplett aus, verteilte dabei seine ganzen Medikamente auf dem Fußboden der Wartehalle und fand seine Schläger nicht. Nach seiner eigenen Aussage hatte er sie verloren oder zu Hause vergessen. Ich fragte ihn, wie er ohne Schläger Tischtennis spielen möchte. Zwei Tage später trafen wir ihn in der Halle wieder. Seine Schläger hatte er in den am Airport aufgegebenen Koffer. Christoph lief uns dann noch öfter über den Weg und ich musste feststellen, dass es wirklich schade war, dass der arme Kerl niemanden hatte, der ihn betreut hat.

Während wir weiter warteten gingen mir folgende Worte durch den Kopf.

Erwartung

Ich sitze hier am Airport und warte auf den Flieger.
Auf geht es nach Pula, wo ich hoffe, ich komme wieder als Sieger.
Viele von uns sind schon da, alles wird mit Sicherheit wunderbar.
Zum Ping Pong spielen werden wir uns dort treffen und uns mit den besten messen.
Verlierer gibt es bei uns Freunden keine, nur Sieger wird es geben, wie ich meine.
Weltmeister werden sich einige danach nennen können,
alle anderen werden es ihnen gönnen.
Ich hoffe, die Zeit dort wird unvergesslich sein,
ich darf bei der PingPongParkinson Weltmeisterschaft dabei sein.

Endlich war es dann so weit. Wir saßen im Flieger nach Pula in Istrien. Jetzt konnte uns nichts mehr aufhalten. Beim Landeanflug schaute ich aus dem Fenster und bewundere die großartige Landschaft Istriens. Das schöne Adriatische Meer mit seinen vielen Blautönen und die kleinen vorgelagerten Inseln schienen uns an diesem sonnigen Dienstag wohlwollend zu begrüßen.

Die Küstenstadt Pula liegt an der südlichen Spitze der kroatischen Halbinsel Istriens. Wegen ihres naturgeschützten Hafens wurde die Stadt schon vor prähistorischer Vergangenheit besiedelt. In ihrer Geschichte wurde sie wegen der militärisch, strategischen Lage mehrfach besetzt. Im Laufe der Zeit besetzten die Römer, die Ostgoten, die Venezianer und die Alliierten im 2. Weltkrieg Pula. Noch heute sind in der 56000 Einwohner zählende Stadt viele antike Bauwerke wie das römische Amphitheater dort zu bewundern.

Am Flughafen wurden wir von unserem vorausgefahrenen Betreuer Marco Stepka und seiner bezaubernden Frau abgeholt. Schon auf der Fahrt zu unserem Appartement wusste ich, was für ein Glück wir drei mit Marco und

Sandra als Betreuer vor Ort hatten. Schnell noch etwas im Restaurant um die Ecke unseres Apartment gegessen und dann in die Halle zum Training. Der Koffer konnte warten. Dort in einem kleinen überfüllten Nebenraum mit acht Tischtennisplatten und gefühlten 40 Grad Celsius, gewannen Jürgen und ich unser erstes Trainingsspiel im Doppel mit 3:0 Sätzen. Ich war nun wirklich bei der Weltmeisterschaft angekommen.

Jürgen und Margret hatten dann genug vom Training und verabschiedeten sich von mir in Richtung Appartement. Ich dagegen war noch heiß, ein paar Bälle zu schlagen und blieb noch beim Training.

Dort stand dann plötzlich eine Japanerin vor mir. Sie hatte erfahren, dass ich eine Partnerin für die Spiele im Mixed Wettbewerb suchte. Die nette Spielerin wollte aber nur für eine ihrer Teamkolleginnen übersetzen. So stand ich eine Minute danach mit Yurie als Partnerin an der Platte. Doch irgendwie konnten wir durch die Sprachunterschiede nicht kommunizieren und Yurie sagte dann zu meinem Leidwesen ab. Es war schade, denn später erfuhr ich, dass sie 2019 Weltmeisterin im Doppel geworden war. Das wäre der Hammer mit ihr geworden. Ich beobachtete

Yurie das ganze Turnier bei ihren Spielen und sie schlug bis zum Halbfinale alle ihre Gegnerinnen. Ich hatte dazu noch das Privileg, jeden Tag mit ihr trainieren zu dürfen. Bei jedem gewonnenen Ball rief sie „Hai" und wenn sie den Punkt abgab, ballte sie beide Fäuste. Ansonsten war sie ruhig und sehr schüchtern. Doch dann zum Abschied bastelte Yurie mir aus einem Stück Papier einen Vogel. Ich war sehr angenehm überrascht von der Herzlichkeit der Japaner. Es war toll, sie und das nette japanische Team kennengelernt zu haben. Noch heute haben wir E-Mail Kontakt miteinander.

Als ich dann alleine den Heimweg antrat, ließ ich verträumt den Tag noch einmal Revue passieren. Doch als ich plötzlich vor der Tür unseres Appartements stand, wunderte ich mich über die Dunkelheit im Inneren. Trotz dreimaligen Klopfens öffnete mir niemand die Tür. Ich dachte noch, so schnell und vor allem, so tief können Margret und Jürgen doch nicht schlafen. Ich nahm mein Handy in die Hand und wählte Margrets Nummer. In diesem Moment öffnete sich die Tür des anderen Appartements und Sandra stand mit Marco neben mir. Ein unangenehmes Gefühl

überschattete uns und wir warteten, das Margret sich meldete. Da sie es nicht tat, befürchteten wir schon Schlimmes und ich wollte beide suchen gehen. Den Weg, den ich genommen hatte, konnten sie nicht genommen haben, ich hätte sie dann ja gesehen. Marco, Sandra und ich diskutierten gerade, wie wir vorgehen wollten, da rief Margret mich an. Die Beiden hatten einen verkehrten Weg eingeschlagen und sich verlaufen. Ich schlug vor, ihnen entgegenzugehen und an der Sporthalle abzuholen, doch sie wussten gar nicht, wo sie waren und fanden auch den Weg zur Halle nicht zurück. Sandra war es dann, die beide fand und zurück brachte. Uns allen ist ein Stein vom Herzen gefallen, vor allem, nachdem sie uns erzählt hatten, wie die beiden noch von eventuellen Räubern auf einen falschen Weg geschickt worden waren. Als wir drei Männer dann alleine am anderen Morgen zur Halle gingen, sagte Jürgen uns, dass er wusste, gestern Abend mit Margret einen falschen Weg gegangen zu sein. Ich sah ihn an und fragte: Warum bist dann mitgegangen?
Er wollte Margret nicht widersprechen, antwortete er. Obwohl die Lage gestern Abend

gar nicht lustig war, lachten Marco und ich uns über seine Antwort halb tot.

Die erste Nacht ging für mich dann schlaflos vorüber. Die Angst des Versagens ließ mich nicht schlafen. Zu viele Fragen schwirrten in meinem Kopf und die Mücken in meinem Zimmer um meinen Kopf herum. Ich wälzte mich im Bett und bekam kein Auge zu. Zur Entspannung begann ich dieses angefangene Tagebuch weiter zu schreiben.
Völlig übermüdet saß ich dann mit den anderen am Frühstückstisch und wir fieberten dem ersten Tag entgegen. Doch zuerst musste ich mit einigen belegten Brötchen eine Grundlage für den Tag schaffen. Jetzt ist es so. Als ehemaliger Bodybuilder bin ich es gewohnt viel zu essen. Natürlich verspeise ich jetzt nicht mehr die großen Mengen wie früher zu meiner besten Zeit, doch meine Essgewohnheiten sind noch immer dem eines aktiven Kraftsportlers angepasst. Die anderen Vier am Tisch staunten nicht schlecht, nachdem ich sechs Brötchen verputzt hatte. Nach dem Frühstück wurde unser Tagesprogramm dann kurzfristig ein wenig geändert und wir fuhren erst einmal zum Einkaufen in den Supermarkt.

Am frühen Nachmittag begann dann im Amphitheater die Eröffnungsfeier. Zwanzig Nationen mit 165 teilnehmenden Sportlern befanden sich dort und sollten in den nächsten Tagen um Medaillen spielen.
Dort lernte ich dann Norbert kennen. Schon die Aussprache seines Dialekts verriet dem Zuhörer, dass er im hohen Norden sein Zuhause hatte. Norbert gewann kurz zuvor die offenen portugiesischen Meisterschaften und galt als deutsche Hoffnung auf eine Goldmedaille.

Danach startete leider ohne mich, aber mit Jürgen und Margret der Mixed-Wettbewerb.

Die beiden gewannen alle drei Vorrundenspiele und zogen ins Viertelfinale ein. Ich dagegen stand frustriert und enttäuscht im Trainingsraum an der Platte und spielte dort mit Yurie ein paar Bälle. Wir konnten zwar nicht miteinander reden, doch trainieren ging immer.

Die Nacht vor meinem ersten Spiel war die Zweite ohne wirklichen Schlaf von mir. Ich war einfach zu nervös. Ich fieberte meinem ersten Einsatz entgegen. Mein Gefühl erlaubte mir aber keinen Optimismus aufleben zu lassen.

Total nervös stand ich in der riesigen Halle zu meinem ersten Spiel an der Platte. Im ersten Satz Satzball vergeben und 10:12 verloren. Den zweiten und dritten Satz gewann ich unspektakulär. Doch dann, im vierten Satz bekam ich wie so oft davor Konzentrationsprobleme und verlor knapp. Zum Schluss musste der 5. Satz entscheiden. Trotz einer 9:6 Führung und einem vergebenen Matchball habe ich das Spiel doch noch verloren. Ich konnte es selbst genauso wenig wie die anwesenden Zuschauer fassen, dass mein Gegner dieses Spiel gegen mich gewann. Die vielen aufmunternden Schulterklopfer konnten mich nicht wirklich trösten. Mit gesenktem Kopf und Tränen im Herzen verließ ich den Platz meiner Niederlage. Ich war doch in diesem spannenden Spiel der bessere Spieler, aber meine zu hohe Fehlerquote brachte mich um den Sieg.

Das zweite Spiel ging mit 3:0 Sätzen glatt gegen Marjan aus Slowenien verloren. Marjan war einer der ältesten Teilnehmer bei dieser Weltmeisterschaft und ich war chancenlos gegen ihn. Mit seiner mehr als fünfzigjährigen Erfahrung, erkannte er im ersten Satz bei einem Spielstand von 3:3, dass ich große Probleme mit Seitenschnitt- und Unterschnitt-Aufschlägen hatte und noch immer habe. An seinem Gesicht erkannte ich dann eine innere Zufriedenheit und er führte mich mit einem Aufschlag nach dem anderen vor.

Ich war somit ausgeschieden und spielte nur noch um den dritten Platz in der Gruppe gegen den Malteser Adrian.

Als ich dann wenig später Marjan gegen den deutschen Meister Micki spielen sah und Micki sang und klanglos unter ging, war ich dann nicht mehr so enttäuscht über meine Niederlage gegen den Slowenen. Zum Schluss gewann Marjan dann in unserer Klasse den Weltmeistertitel und ich kann jetzt sagen, dass ich gegen den Weltmeister ausgeschieden bin. Marjan war mit der ganzen ihn anfeuernden Familie dort und ich durfte alle kennenlernen. Mit seinem Schwiegersohn tauschten wir unsere Handynummern und ich bekam so das Video unseres Spieles im Doppel. Dazu aber später mehr.

Im letzten Vorrundenspiel gegen den Malteser Adrian gewann ich mit 3:1.
Dieses Spiel war das Erste, dass ich wirklich kontrolliert hatte. Wenn ich dabei an mein Auftaktmatch denke, ich machte 49 Punkte und verlor trotzdem. Ich ärgere mich noch immer wegen dieses Spieles. Auch mit Adrian, der mit seiner Partnerin dort vor Ort war, verstand ich mich auf Anhieb. Wir sollten uns während des Turniers auch noch einmal an der Platte treffen.

Die Trostrunde wartete auf mich. Ich war traurig und enttäuscht. Den Sieg vor Augen und direkt vor dem Ziel ausgerutscht und hingefallen. Mir war zum Heulen zumute. Jürgen machte es in seiner Gruppe besser und gewann seine ersten beiden Matches. Das dritte Spiel gab er allerdings ab.
Margret verlor ihr erstes und gewann ihr zweites Spiel. Sie war damit eine Runde weiter.

Am Freitag um 5:30 Uhr wurde ich wach und

wollte aufstehen. Als ich mich aus dem Bett quälte, schmerzte mein rechtes Bein so sehr, dass ich es nicht belasten konnte. Parkinson ist schon eine verdammt hinterlistige Krankheit. Ich hielt mich auf dem Weg ins Badezimmer und zurück an den Wänden unseres Apartments fest. In der Hoffnung, dass die üblichen Medikamente mir helfen werden, legte ich mich wieder ins Bett. Von Anfang an hatte ich mich im Vorfeld dieser Weltmeisterschaft auf das Doppel mit Jürgen konzentriert und jetzt kann ich nicht laufen. In meiner Panik streckte, bewegte und massierte ich mein schmerzendes Bein selbst. Zu meinem Glück wurde es besser, denn egal was mir die Krankheit antun würde, ich werde an der Platte stehen.

Die Vorrunde im Doppel mit Jürgen verlief dann wie erhofft. Wir gewannen unsere Spiele und wurden ohne Satzverlust Gruppensieger. Im Mixed dagegen lief es für Margret und Jürgen fast perfekt. Sie wurden nach harten Kampf Vizeweltmeister. Die erste Medaille für die Beiden und unseren TTV Hervest Dorsten. Ich schaute daumendrückend beim Finale zu und zum Schluss beneidete ich Margret und Jürgen um die gewonnene Silbermedaille.

An diesem Freitagabend saßen wir fünf beim Abendessen zusammen. Margret kämpfte gerade ein anderes Spiel. Sie schien den Kampf zu verlieren. Die ganze Zeit attackierte sie eine Mücke. Da sie wusste, ich schreibe auch Gedichte, sagte sie ein wenig scherzhaft, schreibe doch mal etwas über die Mücke.
Wir schauten uns alle an und lachten über die Mücke, die Margret so ärgerte. Irgendwann lag ich dann mit geöffneten Augen im Bett und starrte die Zimmerdecke an. Dort entdeckte ich dann eine Mücke. Ob es Margrets Mücke war, weiß ich nicht. Ich versuchte sie töten, doch das kleine Insekt entkam und machte sich unsichtbar.
Mir fiel dann Margrets Bitte ein und ein paar Minuten später hatte ich folgende Zeilen geschrieben.

Die Mücke

Sie ist klein und zu uns gemein.
Meist überfällt sie uns im Schlaf,
denn dann sind wir wehrlos und brav.
Sie nährt sich an unserem Blut
und das findet sie noch gut.
Danach hört das Jucken nicht mehr auf
und das Kratzen nimmt seinen Lauf.
Die Mücke raubt uns auch den Schlaf
und versteckt sich unfair danach.
Wir jagen sie mit klatschenden Händen
und zerquetschen sie an unseren Wänden.
Doch ist sie ja nur hungrig,
was bleibt ihr anderes übrig?
Auch sie ist ein Geschöpf der Natur,
überleben will sie nur.
Wir sind die, die Tiere töten, um zu essen,
dass sollten wir nicht vergessen.
Lassen wir die Mücke einfach fliegen,
statt sie zu jagen und zu kriegen.

Am Samstag stand der bisher längste und schwierigste Tag an. Es ging nun darum, Medaillen zu gewinnen. Doch zuerst musste ich in der Trostrunde antreten. Ich habe meine Niederlage in der Vorrunde noch immer nicht verarbeitet. Es fehlte mir nur ein Punkt. Der vergebene Satzball und der im 5. Satz verschlagene Matchball ließen mich nicht schlafen. Dabei sah ich bis zum 9:6 im letzten Satz wie der sichere Sieger aus. Mein Trainer Marco Stepka musste hinter der Bande stehend verzweifelt mit ansehen, wie ich durch meine Nervosität das Match doch noch verlor.

Der Samstag begann erfolgversprechend. Jürgen schlug seinen schwedischen Gegner mit 3:0. Ich machte es ihm danach an der gleichen Platte nach und gewann gegen einen slowenischen Spieler mit 3:0. Dieses Spiel war für mich das bisher Leichteste. Vom ersten Augenblick an dominierte ich das Spiel und hatte nie das Gefühl verlieren zu können. Marco stand zum ersten Mal ziemlich ruhig und gelassen hinter meiner Bande. Doch das sollte sich heute noch dramatisch ändern.

Doch danach lief es für uns nicht mehr so gut.

Margret verlor ihr Viertelfinale und Jürgen, schaffte es auch nicht, ins Halbfinale einzuziehen.

Jetzt stand ich gegen meinen Gegner aus Tschechien am Tisch und hatte Pech. Vier Netzroller und dreimal die Tischkante halfen meinem Gegenüber aus Tschechien zum 12:10, 11:9 und 11:7. Auch ich war im Einzel ausgeschieden, obwohl ich gar nicht schlechter gewesen bin. Mir fehlte einfach das Glück, denn Pech hatte ich in diesem Spiel genug. Oder fehlte mir einfach nur die Erfahrung für die entscheidenden Punkte? Es wird wohl alles zusammen sein.

Es wurde an diesem Tag aber trotzdem noch spannend und wie, jeder Krimiautor hätte kein besseres Drehbuch schreiben können.

Margret gewann mit Gabi im Damendoppel die Bronzemedaille, während Jürgen und ich im Viertelfinale um den Einzug ins Halbfinale kämpften. Die ersten beiden Sätze gingen mit 9:11 und 8:11 verloren. Die beiden Slowenen hatten unter der lautstarken Unterstützung ihrer landsmännischen Zuschauer alles fest im Griff. Doch Mitte des dritten Satzes schafften es Jürgen und ich ein paar Punkte davonzuziehen. Die Sätze drei und vier

gewannen wir mit 11:9 und 11:7.
Der fünfte Satz würde die Entscheidung
bringen. Die ganze Halle schaute auf unser
spannendes Spiel. Die ersten Punkte holten
unsere Gegner und Jürgen und ich lagen,
ohne wirklich heranzukommen, immer ein
wenig zurück. Als die beiden dann auch noch
einen wohl vorentscheidenden neunten Punkt
durch die Tischkante machten, feierten die
slowenischen Anhänger schon den Sieg und
der sonst so ruhige Jürgen ließ sich zu einem
Temperamentsausbruch verleiten. So eine
Scheiße sagte er ganz leise mehr zu sich
selbst als zu jemanden anderen. Doch ich
stand ja als sein Partner an seiner Seite und
hörte das Gesagte als einziger.

Wir lagen also im 5. Satz mit 6:9 hinten und
die beiden Slowenen sahen wie die sicheren
Sieger aus. Doch plötzlich hatte ich das
Gefühl, dieses Spiel noch gewinnen zu
können. Also sprach ich Jürgen ins Ohr, wir
gewinnen noch. Er nickte und wir machten
den nächsten Punkt. Jetzt hatte ich die
Angabe und konzentrierte mich darauf, als
Marco völlig überraschend Time Out rief. An
der Bande stehend sah ich den slowenischen
Trainer mit seinen Jungs reden und fragte

Marco, warum er das Spiel unterbrochen hatte. Ich ergänzte dann noch, dass wir gewinnen werden. Ich glaube, er hatte mir nicht geglaubt, sagte aber macht es einfach. Als Jürgen und ich dann wieder zur Platte gingen, hörte ich zum ersten Mal die deutschen Zuschauer, die uns lautstark anfeuerten. Sogar Gabi rief uns lautstark zu. Ich sah sie direkt neben Marco hinter der Bande stehen. Vorher hatte Margret ja mit Gabi ihre zweite Medaille gewonnen. Es war Bronze und Marco sagte zu uns, wir hätten jetzt schon mehr geholt als gedacht. Wir? Wer war wir? Jürgen und Margret hatten Medaillen im Gepäck, aber nicht ich. Ich hatte mein Minimalziel ja auch erreicht. Ich habe mich nicht blamiert und mehr als ein Spiel gewonnen. Doch heimlich wünschte und träumte ich von einer Medaille. Ich war mit Jürgen nahe dran und jetzt wollte ich dieses Edelmetall um meinen Hals gehängt bekommen. Ich wollte nicht als einziger von uns dreien ohne Medaille nach Dorsten zum TTV zurückkommen.
Ich brachte meine Aufschläge durch und Wir beendeten das Match am Ende mit 12:10 für uns. Das Halbfinale war erreicht. Unser Jubel war riesig und die Zuschauer in den

Rängen jubelten uns wegen dieser Aufholjagd gratulierend zu. Als wir unseren Matchball verwandelten, brachen bei mir alle Dämme. Der Ball berührte noch gar nicht den Boden, als ich die Arme in die Höhe riss. Mit einem Urschrei, wie es die Neandertaler im Steinzeitalter taten, stand ich mit hochgerissenen Armen mitten in der Halle und feierte meine zumindest erreichte Bronzemedaille. Jürgen sagte später zu mir, ich sah aus wie Hulk und alle schauten auf mich. Als faire Sportler bedankten Jürgen und ich dann noch bei den Gegnern und dessen Trainer. Doch auch der slowenische Coach sollte noch unseren Weg kreuzen. Danach genossen wir die vielen lobenden Worte der Zuschauer und die von unserem Coach. Ich erinnere mich sogar daran, mit Gabi im Arm gelegen zu haben.

Wir saßen danach auf unseren Plätzen und wollten gerade etwas trinken, als einer der Offiziellen zu uns kam und uns zwei Minuten nach dem Viertelfinale aufforderte zu spielen. Ich dachte, der hat sich vertan und sagte zu ihm, er würde sich irren, denn wir haben vor einer Minute unser Spiel erst beendet. Doch er schüttelte den Kopf und redete vom Halbfinale.

5 Minuten später standen wir im Halbfinale. Die beiden Gegner waren alte Bekannte. Ich habe gegen beide in der Vorrunde spielen dürfen. Marjan und Adrian. Wir standen also schon wieder an der Platte und gewannen erschöpft den ersten Satz. Das Finale winkte uns zu. Doch danach lief es bei uns nicht mehr rund. Uns fehlte die Pause zwischen den beiden Spielen und waren so im Nachteil gegenüber unserer Gegner. Wir kämpften mit allem, was wir noch hatten. Doch unsere Konzentration ließ mit jeder weiteren Minute nach. Die Fehlerquote unseres Spiel erhöhte sich mit jedem Ballwechsel und so mussten wir uns knapp mit 1:3 geschlagen geben. Wir hatten das Spiel um den Einzug ins Finale der Ping Pong Parkinson Weltmeisterschaft verloren, aber die Bronzemedaille gewonnen. Ich hätte weinen können. Doch vor einer halben Stunde war ich noch Hulk und jetzt nur noch ein kleiner Haufen Elend.

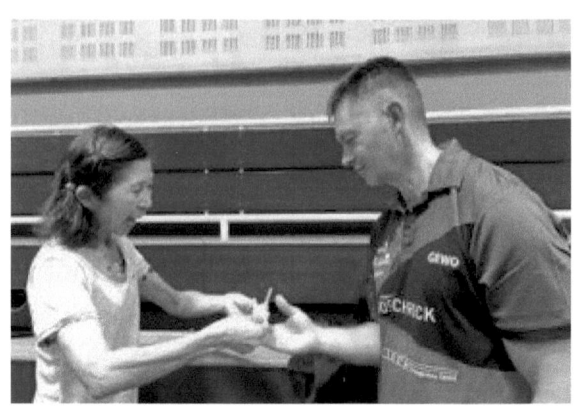

Oben schenkt mir Yurie den selbstgebastelten Vogel.
Unten nach dem Sieg in der Doppelgruppenphase gegen das kroatische Team.

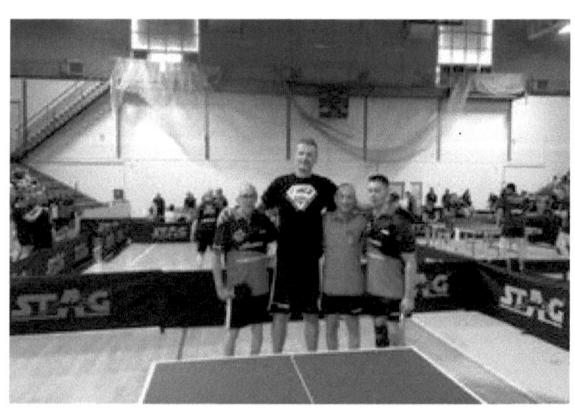

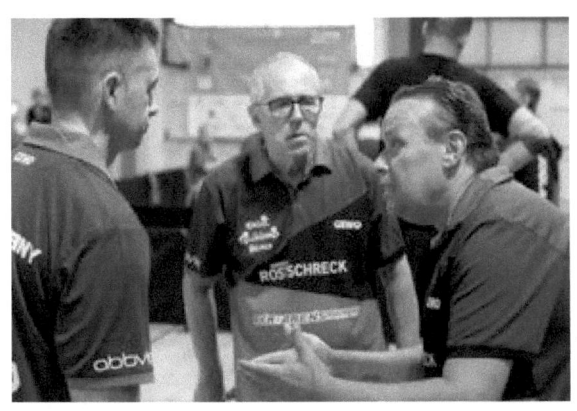

Oben. Coach Marco bei dem Time Out im
Viertelfinale gegen die slowenische
Mannschaft.
Unten das deutsche Team bei der
Eröffnungsfeier im Amphitheater.

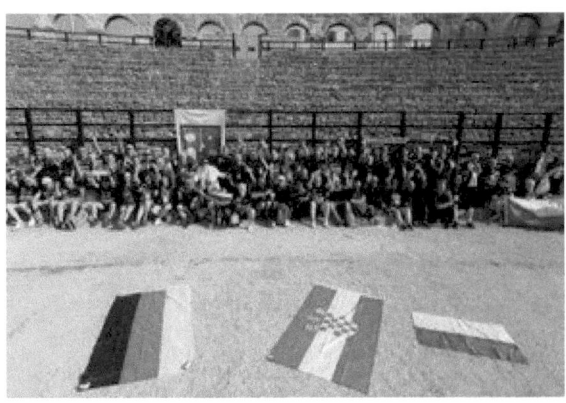

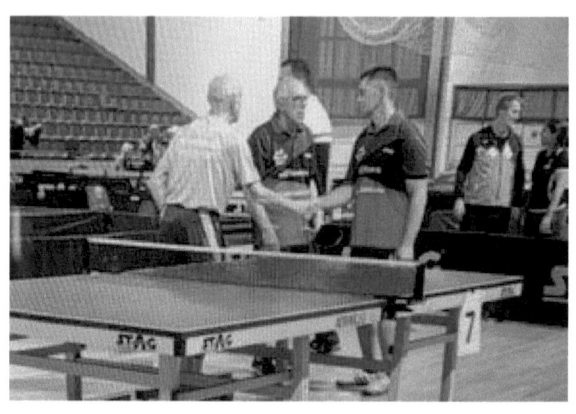

Oben gratulieren wir Marjan und Adrian zu
ihrem Einzug ins Finale.
Unten mit mir und Sandra unter den
Zuschauern.

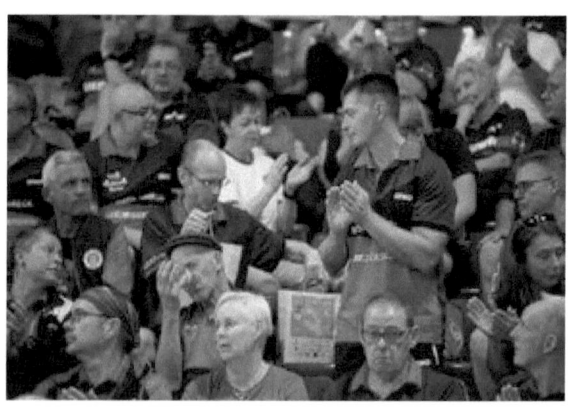

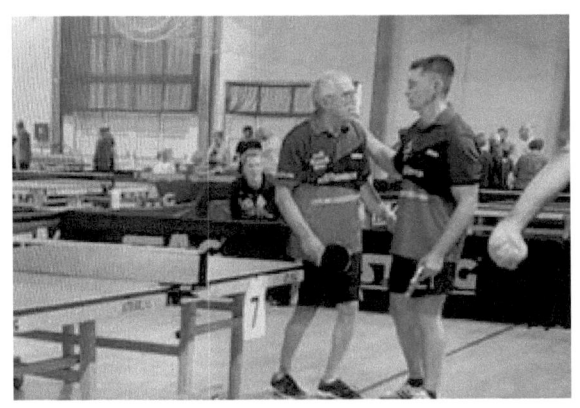

Oben sind Jürgen und ich nach der
Halbfinalniederlage im Doppel.

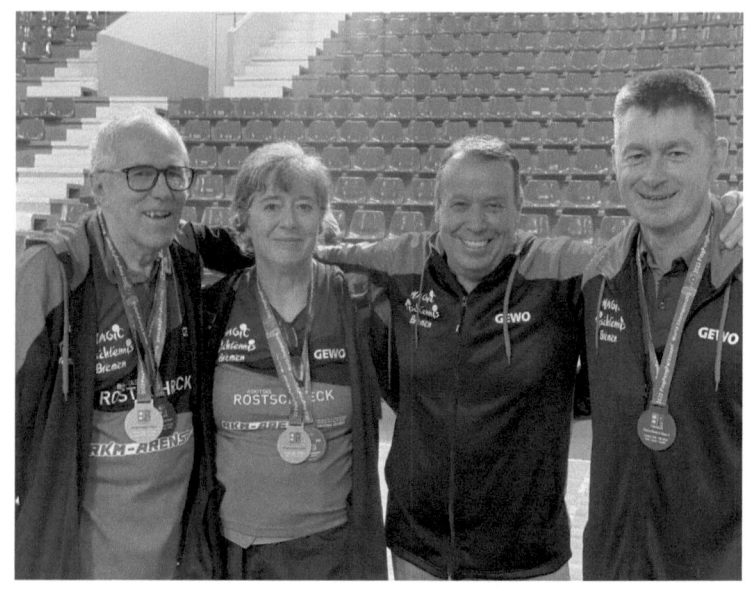

Jürgen, Margret, Marco und ich.

Mit einer Ausbeute von einer Silbermedaille und zwei Bronzemedaillen beendeten wir das Turnier. So machten wir nicht nur unserem Heimatverein, den TTV Hervest-Dorsten stolz, auch der ganze Kreis Recklinghausen mit unseren Wohnorten Marl, Dorsten und Herten wurden von uns in Kroatien voller Stolz vertreten.

Doch ich muss noch etwas über einen anderen Teilnehmer schreiben. Norbert war seiner Favoritenrolle gerecht geworden und stand im Finale der Männerklasse eins. Er spielte gegen den amerikanischen Spieler Rozendahl. Ich hatte vorher nie gedacht, dass unter den an Parkinson erkrankten Tischtennisspieler solch ein hohes Niveau gespielt werden könnte. Was ich im Endspiel sah, war kein Ping Pong, sondern richtig gutes Tischtennis. Die Beiden fighten wie verrückt, spielten Bälle auf höchsten technischem Niveau. Nach vier Sätzen stand es 2:2 und der fünfte Satz musste die Entscheidung bringen. Dort zog der Amerikaner mit 8:3 davon. Diesen Rückstand schaffte Norbert nicht mehr in einen Sieg aufzuholen und musste sich mit der Silbermedaille zufriedengeben. Am Flughafen in Pula saßen wir dann am anderen Tag zusammen und unterhielten uns miteinander. Wir gratulierten uns gegenseitig und ich erzählte ihm, wie begeistert ich von seinem Finale war. Ich lud ihn zum Training nächstes Jahr bei den German Open in Düsseldorf zu uns in die Halle ein und hoffe, er lässt sich blicken.

Nachdem Marco und Sandra uns am Morgen mit dem Auto verließen und wir die Zeit bis zu unserem Flug am frühen Abend warteten, schrieb ich einige Zeilen an Marco und Sandra, die auf dem Heimweg waren.

Danke
Ein Danke an Sandra und Marco,
ohne eure Hingabe, euren Einsatz und eurer Liebe zu uns, hätten wir mit Sicherheit nicht so eine schöne und vor allem erfolgreiche Woche in Pula erleben dürfen. Ihr wart immer für uns da und habt uns mit Leidenschaft unterstützt.
Es waren wirklich tolle Tage mit euch bei der Ping Pong Parkinson Weltmeisterschaft. Ich hoffe, dass dies der Anfang einer Freundschaft war, die über das Tischtennis hinaus geht. Noch mehr hoffe ich aber auf weitere Trainingseinheiten und Spiele mit Marco als Coach, Betreuer und Antreiber. Es wäre schön, wenn wir alle Fünf dieses Erlebnis noch einmal wiederholen können.

Eure Margret, Jürgen und Micha

Auch dem Team Germany ließ ich noch einige Sätze zum Lesen da.

Geträumt

Trainiert für Pula haben wir so sehr.
Geträumt und gehofft dafür umso mehr.
Dort endlich angekommen, wurde ich in der großen Ping Pong Parkinson Familie aufgenommen.
Eine starke Einheit bildeten wir,
viele neue Freunde fand ich hier.
Auch wenn die Sprachen verschieden waren,
wir uns gemeinsam gefreut und in den Armen lagen.
Nur wenige hatten zum Schluss eine Medaille,
doch gewonnen haben wir alle.
Gemeinsam teilen wir unser aller Schicksal,
das Turnier war für uns ein Glücksfall.
Die Krankheit verläuft für jeden verschieden,
doch wir lassen uns von ihr nicht unterkriegen.
Geträumt habe ich von einer Medaille,
doch wichtiger sind die gefundenen Freundschaften unter uns allen.
Jetzt träume ich weiter für das nächste Jahr
und hoffe, ihr seid auch wieder alle da.

Am Montagnachmittag war es dann soweit. Wir warteten vor unserem Appartement auf das telefonisch bestellte Taxi. Tommaseova ul. 4 war die angegebene Adresse. Wir drei warteten schon einige Minuten auf den verspäteten Taxifahrer, als mein Handy sich meldete. Es war unser Fahrer und er versprach in fünf Minuten bei uns zu sein. Zehn Minuten nach dem Gespräch klingelte mein Handy erneut und er fragte mich, wo wir wären. Ich nannte ihn noch einmal die Adresse und er sagte, er würde dort stehen. Nach ein paar gesprochenen Worten war klar, wir warteten in der Straße Tommaseova und das Taxi stand in der Tomassinjeva.

Als er dann bei uns war, begrüßte er uns nett und hilfsbereit. Dieser Mann spiegelte die kroatische Gastfreundschaft wieder. Er fuhr nicht auf direktem Weg zum Flughafen, sondern erst in die Tomassinjeva, nur um uns das Missverständnis zu zeigen. Die ganze Strecke zum Flughafen erzählte er Geschichten, lachte und schüttelte mir während der Fahrt öfter die Hand.

Am Flughafen angekommen bestand er nur auf den vorher abgemachten Preis von 160 Kuna. Wir mussten ihm das Trinkgeld von umgerechnet 1,30 Euro regelrecht aufzwingen.

Der Airport war fest in deutscher Hand. In dem Restaurant vor dem Terminal sah man nur rot und schwarz, die Farben unserer Trikots und Hoodies.
Dort warteten alle auf den Flug nach Frankfurt. Ich setzte mich neben Norbert am Tisch und wir plauderten noch ein bisschen zusammen.

Im Flughafen traf ich dann völlig überraschend das japanische Team mit Yurie. Ich ging zu ihnen und wir verabschiedeten uns noch einmal. Auch die nahmen den Flug nach Frankfurt, um von dort morgen nach Tokyo weiter zu fliegen.

In der Maschine erlebte ich dann zum ersten Mal in meinem Leben, wie man als behinderter Mensch diskriminiert wird. Es war an der Zeit, meine Tabletten einzunehmen und deshalb zitterte vor dem Start des Flugzeugs mein linker Arm etwas. Wir hatten extra der größeren Beinfreiheit wegen diese Plätze gebucht und bezahlt. Doch die Flugbegleiterin mit dem Kranich auf ihrem Kostüm meinte ich dürfte dort nicht sitzen. Ich glaubte es nicht, was ich von ihr da hörte und bestand auf meinen gebuchten Platz.

Doch sie sprach davon, dass ich im Notfall nicht Helfen könnte und die Tür des Notausgangs nicht zum Öffnen bekommen würde. Ich dachte, die Frau macht Späße. Die ganze Maschine war voll mit an Parkinson erkrankten Menschen und ich musste mich umsetzen, weil ich ihrer Meinung nach im Notfall nicht helfen konnte. Ich fühlte mich wie ein Aussätziger. Noch nie wurde ich vorher so gedemütigt. Bisher wurde ich privat oder bei der Arbeit immer um Hilfe gebeten. Am Ende der Diskussion machte ich den Platz frei und setzte mich einfach nach ganz vorne. Ich wollte nur noch nach Hause.

Zwei Wochen nach der Weltmeisterschaft sind wir drei bei der Wahl Dorstens Sportler des Monats Oktober Sieger geworden. Wir dürfen nun bei dem Event Wahl zu Dorstens Sportler des Jahres teilnehmen. Diese Abendveranstaltung wird von der Sparkasse Vest unterstützt und gesponsert. Auch wenn der Hype um diese Weltmeisterschaft irgendwann verflogen sein wird, eines wird immer Bestand haben, nämlich die Erinnerung in unseren Köpfen. Denn mit Blick auf die gewonnenen Medaillen wird uns dieses Ereignis immer wieder ein freudiges Lächeln ins Gesicht zaubern.

Der Alltag hat uns alle aber schnell wieder eingeholt. Ich spielte mein drittes Meisterschaftsspiel für meinen TTV Hervest Dorsten und verlor wieder alle Spiele. Für mich, als Parkinsonpatient, ist es unwahrscheinlich schwer gegen Spieler ohne Behinderung zu gewinnen. Aber die Hoffnung stirbt zum Schluss. Mein erstes Spiel in der Meisterschaft zu gewinnen treibt mich weiter an. Ich bin glücklich darüber, bei meinem Verein, dem TTV Hervest-Dorsten in dem normalen Spielbetrieb aufgenommen und voll integriert worden zu sein, auch wenn ich bisher alle meine Auftritte verloren habe. Warum schreibe ich das hier in meinen Erinnerungen zur Weltmeisterschaft 2022 in Pula?

In Emden gibt es einen neugegründeten Ping Pong Parkinson Stützpunkt und wir alle begrüßen die Spieler aus der Emdener Umgebung in unserer großen Ping Pong Parkinson Familie. Auch den aufnehmenden Verein, dem ISV Emden, möchte ich einen Dank aussprechen, dass ihr die Kollegen in eurem Verein aufgenommen und eingegliedert habt. Auch dass ihr der Abschottung der Parkinson erkrankten Spieler entgegenwirken wollt, finde ich ganz toll und hat meine

Anerkennung verdient. Doch mit einer Aussage liegt ihr falsch und diese möchte ich hier nur gerade stellen. Der TTV Hervest-Dorsten hat schon vor fast einem Jahr uns an Parkinson betroffenen Spieler und Spielerinnen in den normalen Spielbetrieb aufgenommen. Wir waren also schon vor euch diejenigen, die Spieler mit Behinderung oder Krankheit integriert haben. Die Federn mit denen euch der Zeitungsbericht schmückt, zollt eigentlich uns beim TTV Hervest-Dorsten.

Zum Abschluss dann noch einige persönliche Worte von mir.

Die Sonne geht im mediterranen Meer unter,
wir lachen zusammen und sind munter. Das
Gemeinsame hat uns hier hin verschlagen,
wir wollen das Beste raus machen, ohne zu
klagen.
Auch wenn es nicht für alle gut lief,
wir halten zusammen im Kollektiv.
Die Zeit, die wir hier in Pula gemeinsam
verbringen,
wird uns später enger miteinander verbinden.
Ich bin froh, mit euch die Reise angetreten zu
haben,
auch wenn im Spiel meine Nerven versagten.
Lasst uns einfach Kroatien genießen
und keine Tränen vergießen.
Zum Spaß haben sind wir gekommen und der
wird uns durch nichts genommen.
Die Teilnahme an der Weltmeisterschaft
gibt uns in Zukunft die erforderliche Kraft.
Gestärkt werden wir nach Hause fliegen,
egal ob mit Niederlagen oder Siege.
Neue Freunde habe ich hier gefunden,
einen Dank dafür möchte ich hiermit
bekunden.

Fast hätte ich hier vergessen, Nenad Bach zu erwähnen. Nenad gründete die globale Organisation Ping Pong Parkinson im Jahre 2017 in New York. Das Ziel war, Menschen mit dem Parkinson-Syndrom durch diesen Sport eine Art Therapie anzubieten. Er, selbst, an Parkinson erkrankt, spürte eine körperliche Verbesserung, wenn er Tischtennis spielte. 2019 war er dann der Initiator und eröffnete die erste Ping Pong Parkinson Weltmeisterschaft in New York. Es folgte 2021 die zweite Weltmeisterschaft in Berlin und nun die in Pula, Istrien. Ohne diesen Liedermacher und Komponisten würde es bis heute keine so großartige Veranstaltung geben.

Dafür von mir ein Danke an Nenad Bach.

Das Abenteuer Ping Pong Parkinson World Championchips 2022 begann für mich im November 2021 mit der Anmeldung im Tischtennisverein TTV Hervest Dorsten. Nie hätte ich vorher daran gedacht, an einem ähnlichen Event, egal in welcher Sportart teilzunehmen.

Eigentlich hatte ich mich beim TTV nur des Trainings wegen für die Parkinson-Games 2022 in Eindhoven angemeldet.

Doch diese den Paralympics gleichzusetzenden Wettkämpfe für Sportler mit dem Parkinson Syndrom wurden kurzfristig abgesagt. Nach Angabe des Veranstalters sollte wegen der politischen globalen Brisanz in der Welt ein solch fröhliches Event nicht stattfinden. Ein Danke an Herrn Putin.

Ich war damals, im November mit 54 Jahren ein wirklicher Anfänger im Tischtennissport. Das soll nicht heißen, dass ich jetzt ein erfahrender Spieler der Tischtennisszene geworden bin. Noch immer bin ich in der Lernphase und mein Können reicht nicht aus, um in der dritten Kreisklasse zu bestehen. Doch eines habe ich vielen anderen Spielern voraus. Ich entwickele einen unwahrscheinlichen Ehrgeiz, wenn mich ein Thema richtig gepackt hat und das Spiel an der Platte hat mich voll in seinen Bann gezogen. In der Meisterschaft habe ich bisher alle meine Spiele verloren (Stand November 2022). Doch ich kenne mich. Ich bin ein unermüdlicher Arbeiter und werde mich langsam herankämpfen. In Betracht meiner Krankheit ist es aber schon bemerkenswert, dass ich mich der Herausforderung gegen nicht behinderte Spieler stelle. So bin ich halt. Hohe Ziele, aber erreichbar müssen sie sein, waren schon immer mein Antrieb. Ich weiß, meine Konkurrenten werden auch besser werden, aber ich werde die Lücke mit viel Einsatz, Training und der Unterstützung vieler Vereinsmitglieder des TTV`s irgendwann schließen können. Davon bin ich fest überzeugt. Das größte Hindernis dabei bin ich selbst und meine Ungeduld. Mir kann der Fortschritt, den ich erlangen möchte, nicht schnell genug gehen. Diese Eigenschaft schlummert schon immer in mir und stand mir auch schon öfter im Weg. Doch geduldig zu bleiben fällt mir einfach schwer. Ich habe Spaß beim Tischtennis und möchte mich ständig verbessern. Dazu gibt es noch ein Faktor, der mich beim Siegen an der Platte hindert. Mein Kopf. Aus Angst, im Spiel Fehler zu produzieren, spiele ich nicht wie im

Training gewohnt, sondern ungewollt zurückhaltend. Doch wer auf Fehler des Gegners wartet und nicht selbst angreift, verliert meist das Spiel. Ich muss also meinen Kopf freibekommen. Der erste Ansatz, den ich mit meinem Trainer Marco abgesprochen habe, ist der, Erfahrungen im Spielbetrieb zu sammeln und so die Nervosität in den Griff zu bekommen. In Pula, als mein Betreuer musste er oft hilflos mit anschauen, wie ich meine Niederlagen selbst durch einfachste Fehler selbst herbeigeführt habe. Er tat mir als mein Betreuer schon leid, denn er litt bei meinen Spielen richtig mit. Sein Kommentar nach meinem ersten Einsatz dort:

„Micha, ich habe noch nie gesehen, dass bei einem Menschen die Brust durch seine Nervosität fünf Zentimeter hin und her springt."

Ja, durch mein Jahrzehnte langes Bodybuilding-Training sind meine Muskeln noch ein wenig größer und auch besser zu sehen als bei Nichtkraftsportlern. Das war der Grund, warum Marco und die anderen Zuschauer meinen Tremor durch mein enges Trikot so gut erkennen konnten. Wie alle anderen an Parkinson erkrankten Menschen wissen wir, Stress und Hektik, sind Gift für uns und fördern nur unseren eingenisteten Besucher Parkinson. Trotz aller Leidenschaft zum Tischtennissport, dass Bodybuilding wird immer meine erste Passion bleiben. Obwohl ich körperlich sehr stark abgebaut habe und nie mehr an die Erfolge früherer Zeiten anknüpfen werde, ist das Fitnessstudio mein Zuhause. In meinem Buch, Mein Olymp-City of Sport beschreibe ich meine Liebe zu diesem Sport mit vielen kleinen erlebten Geschichten ausführlich. Das Schreiben ist für mich zum Hobby geworden. Es tut mir einfach gut, das, was in meinem Kopf so herumspukt, aufs Papier zu bringen. Zu meinem Bedauern und ohne Werbung für meine Bücher, sind die bisher verkauften Bücher aber sehr übersichtlich. Obwohl mein Buch, Kein Bodybuilder, dafür Parkinson doch den Anfang meines Weges mit der Krankheit sehr ausführlich beschreibt und sich sicher viele Menschen mit dem selben oder einem ähnlichen Problem darin wiederfinden würden.

Doch jetzt, nach dem Abenteuer mit positiven Ausgang in Pula, freue ich mich wieder, an der heimischen Platte in Dorsten zu stehen. Die

Weltmeisterschaft hat mich sehr inspiriert und mit den verantwortlichen Mitgliedern des TTV Hervest Dorsten haben wir vor, diese Inspiration zu nutzen. Ab Januar 2023 wollen wir monatlich an einem Sonntagnachmittag allen in der Nähe befindlichen Ping Pong Parkinson Stützpunkten die Möglichkeit bieten, zu uns in einer Art Trainingscamp zu kommen. Wir würden uns unwahrscheinlich freuen, wenn dieses Angebot von den anderen Stützpunkten angenommen werden sollte. Ich schrieb also die Verantwortlichen der um uns liegenden Stützpunkte an und die positive Resonanz überraschte mich, bestätigte aber auch unser Vorhaben.

Den Anfang werden wir in Dülmen Mitte November starten. Durch meinen guten Kontakt zu der Truppe dort haben wir ein Trainingsvergleichskampf abgesprochen und zu viert werden wir aus Dorsten in den Farben unseres TTV´s dort antreten.

Die Mitglieder des Dülmener Stützpunktes sind mir wirklich ans Herz gewachsen und über ihren Kopf Hans Georg luden sie mich ein, sie als Gastspieler bei einem Turnier in Münster von der gastgebenden Borussia zu unterstützen. Ich war sehr erstaunt über dieses Angebot und sagte freudig zu.

Jetzt heißt es einfach abwarten und sehen, wie die Zukunft um dieses Projekt sich entwickeln wird. Ich hoffe dabei auf die volle Unterstützung des TTV Hervest Dorsten.

Zum Abschluss des Jahres 2022 soll das im September ausgefallene Turnier in Oberhausen, der Emscher Cup nachgeholt werden. Vorgesehen ist der 17. Dezember. Ich bin gespannt, was uns dort erwartet. Es werden Spieler aus den verschiedensten Ping Pong Parkinson Stützpunkten erwartet. Es könnte eine kleine westdeutsche Meisterschaft werden.
Übrigens deutsche Meisterschaft 2023. Die in Düsseldorf ansässige Borussia wird wohl im Mai nächsten Jahres der Ausrichter der German Open 2023 werden. Ich hoffe dort dann meine erste deutsche Meisterschaft spielen zu können. Mein Focus wird dann ab Januar auf dieses Turnier bezogen sein. Ich weiß, meine jetzige Leistung wird nicht ausreichen, um dort mitzuspielen, deshalb werde ich noch intensiver trainieren müssen als zuvor.
Hoffentlich stehe ich mir nicht wieder selbst im Weg. Noch mehr hoffe ich aber auf das

Verständnis und die Unterstützung meiner Frau.

Ich möchte zudem noch einmal auf die Weltmeisterschaft in Pula zurückkommen. Es gibt da noch einen für mich ungeklärten Punkt, der mich nicht ruhen lässt. Ich gehe davon aus, dass mein Ehrgeiz mich darum gebracht hat, mit meiner Partnerin den Mixed-Wettbewerb zu spielen. Bis heute tut es mir wirklich sehr leid, dass es nicht geklappt hat. Im Training hatte ich so ein gutes Gefühl gehabt und ich war stolz, mit Gabi eine ähnlich motivierte Partnerin an meiner Seite gehabt zu haben. Vielleicht habe ich zu viel gewollt und sie so ungewollt unter Druck gesetzt. Sollte es so gewesen sein, möchte ich mich dafür bei dir entschuldigen. Wie vorher schon einmal erwähnt ist Stress für uns Parkinsonerkrankte wirkliches Gift.
Auch wenn wir beide nach deiner Absage nur wenig miteinander kommuniziert haben, habe ich dir bei deinen Spielen in Pula immer die Daumen gedrückt. Genauso war ich von deiner Unterstützung und anfeuernden Rufe bei meinem Doppelviertelfinale mit Jürgen sehr erfreut. Auf dem Rückweg im Flughafen in Frankfurt habe ich dir und deiner dich

begleitenden Familie noch gesagt, dass du zu jeder Zeit ein gern gesehener Gast in unserer Halle bist und ich dich immer gerne bei uns zum Training einladen möchte.

Noch eines, dass nicht zum Tischtennis gehört, möchte ich bei dir loswerden. Ich habe deine Jungen in Pula kennengelernt und muss ihn hier einfach mal ein Kompliment machen. Ich weiß nicht, wie hoch der deine und der Anteil deines Mannes oder ob es einfach nur eine Charakterfrage ist, aber dein Junge ist ein wirklich immer höflicher Jugendlicher mit hervorragenden Manieren. Ich habe selten einen so hilfsbereiten Jugendlichen gesehen, der ohne es gesagt bekommen zu haben, so engagiert seine Hilfe angeboten hatte. Er soll so bleiben, wie er ist, dann werden ihm in seinem Leben die Menschen mit Freundlichkeit und eigener Hilfsbereitschaft entgegenkommen.

Wir alle hatten in Pula enormen Spaß. Haben uns mehr oder weniger kennengelernt. Egal wie nah oder doch mit einigem Abstand wir miteinander zu tun hatten, eines verbindet uns doch alle und das ist unsere Krankheit. Parkinson ist bisher unheilbar und wird uns wohl für den Rest unseres Lebens begleiten. Wobei bei meinem letzten Satz die Hoffnung auf Heilung zu aller letzt stirbt.
Ich bin froh und glücklich mit euch allen ein solch schönen Moment teilen, gedurft zu haben. Es gibt da Erinnerungen, die ich bisher noch nicht erwähnt hatte. Als wir am ersten Abend in die Halle kamen, waren durch das vom ITTF verursachte Chaos die Tische noch gar nicht aufgebaut. Wir halfen kurz beim Aufbau mit und suchten dann den Trainingsraum auf. In diesem Raum standen sechs Tischtennisplatten und ungefähr dreißig Spieler und Spielerinnen, die dort trainieren wollten. Es war also übervoll, sehr warm und eine Luft zum Anstreichen. Ich schaute mich um und fand keinen freien Platz zum Spielen. Also gesellte ich mich zu einer Frau, die dort alleine mit ihrer Partnerin trainierte. Ich stellte mich mit Namen und Nationalität vor und fragte in meinem gebrochenen Englisch, ob ich bei ihrem Training einsteigen durfte. Die

Dame lächelte mich an, nannte mir ihren Namen und ihre Herkunft. So stand ich eine Minute später neben Leona aus Schottland und spielte mit ihr ein paar Bälle an diesen Abend. Sie und ein mir unbekannter Spieler waren dann auch Jürgen und meine ersten Doppelgegner, von denen ich geschrieben hatte.

Nachdem ich dann mit Yurie gespielt hatte und ich noch immer nicht genug bekommen hatte, suchte ich noch einen weiteren Trainingspartner. Doch alle Tische waren mit Spielern besetzt. Ich erkannte dann den deutschen Ping Pong Parkinson Vorsitzenden Thorsten beim Spiel mit einer Dame und stellte mich nahe an ihrem Tisch. Ich beobachtete die Beiden bei ihrem Spiel und wartete auf eine Gelegenheit. Die kam für mich, als Heike genug hatte und Thorsten einen kurzen Augenblick alleine dastand. Unbekannterweise stellte ich mich kurz vor und fragte ihn nach einer Trainingslektion. Jetzt war es so. Thorsten ist ein viel erfahrenerer und wesentlich besserer Tischtennisspieler als ich. Trotzdem nickte er mir zu und wir spielten uns ein paar Bälle zu. Zu meinem Glück spielten wir uns auf die

Vorhandseiten ein und ich konnte mit ihm mithalten. Als ich dann einen Schlag machte, den er nicht bekam, lachte er mich an und revanchierte sich mit einem Ball, den ich nicht mehr retournieren konnte. Nach etwa zehn Minuten kam seine Doppelpartnerin und meine Trainingseinheit mit ihm war zu Ende. Es war für mich eine schöne Erfahrung gewesen, mit ihm ein paar Bälle spielen zu dürfen. Vielleicht werde ich so große Fortschritte machen können und ihm einmal in weiter Zukunft als Gegner in der Kategorie eins gegenüberstehen dürfen.

Einen besonderen Dank gilt unsrem Betreuer und Trainer Marco Stepka, der nie die Lust und die Geduld verlor, mich auf das Turnier vorzubereiten. Danken möchte ich auch Frank Determann, der mir oft noch nach dem Training für viele Ballwechsel ein guter Trainer war.

Aber auch außerhalb des TTV Hervest Dorsten gibt es zwei Personen, denen ich meinen Dank aussprechen möchte. Dieter Scheer vom SUS Polsum zeigte mir trotz seines Alters von 78 Jahren noch vieles, was ich nicht konnte.

Zu Hause spielte ich mit meinem Nachbarn Ralf Vorpahl und obwohl ich nie gegen ihn gewinnen konnte, hat es mit ihm immer Spaß gemacht zu spielen. Außerdem möchte ich allen anderen Spielern des TTV für Ihre Hilfe danken. Sie unterstützten mich zu jeder Zeit.

Zum Schluss möchte ich noch über ein Trainingsmatch gegen Tobias Steven schreiben. Es war weit vor Pula und der Tobi wollte mich mental stärken. Wir spielten um Punkte wie üblich drei Gewinnsätze. Wer jetzt denkt, der Tobi hat mich geschont, der liegt falsch. Der Tobi spielte so gut er konnte und ich versuchte dagegen zu halten. Das Match war spannend und wurde im fünften Satz entschieden. Mit 14:12 gewann ich damals gegen einen der besseren Spieler aus unserem Verein und gewann nicht nur das Spiel, sondern auch an Selbstvertrauen. Ich war aber nur deshalb der Sieger dieses Spiels, weil der Tobias als Rechtshänder mit Links gespielt hat. Auch dafür ein Danke von mir. Doch alles, was ich erleben durfte, wäre nie ohne das Verständnis und der Unterstützung meiner Frau zustande gekommen. Dafür möchte ich mich ganz besonders bedanken.

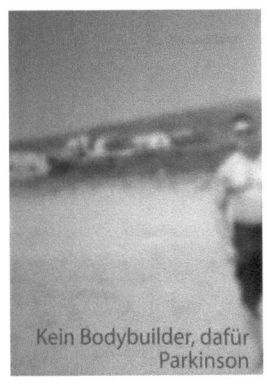
Kein Bodybuilder, dafür Parkinson

Als Kind und Jugendlicher wollte ich immer Fußballer werden. Ich träumte davon, in den großen Stadien aufzulaufen. Als junger Mann zog es mich dann vom Fußball weg ins Fitnessstudio und dort träumte ich den Traum, meinen Körper den eines Bodybuilders gleichzustellen. Erreicht habe ich keines, von beiden, bekommen habe ich Parkinson. In meinem hier beschriebenen Lebenslauf möchte ich meine sportlichen und krankheitsbedingten Erinnerungen wiedergeben. Es geht mir darum, mich später mit diesen Zeilen an diese Episode meines Lebens erinnern zu können. Vielleicht liest der eine oder andere Leidensgenosse und Leidensgenossin meine Sätze und findet sich in ähnlicher Weise wieder.

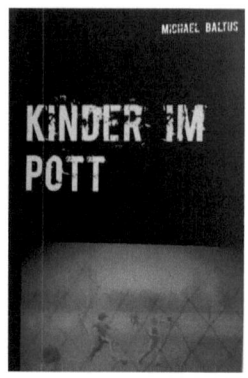

Erzählt wird die Geschichte eines Jungen, der in den Siebzigern des zwanzigsten Jahrhunderts in einer Bergbausiedlung groß geworden ist. Viele kleine und große Erlebnisse begleiten den Leser und geben ihm Einsichten in das Leben der Menschen des nördlichen Ruhrgebietes. Das Geschriebene wurde in der üblichen Sprache des Reviers erfasst und unterstreicht damit das gewisse Gefühl, sich in die Region hineindenken zu können. Viele kleine Kurzgeschichten aus dem Pott werden in diesem Buch beschrieben und führen den Leser in die Welt der Kohle zurück.

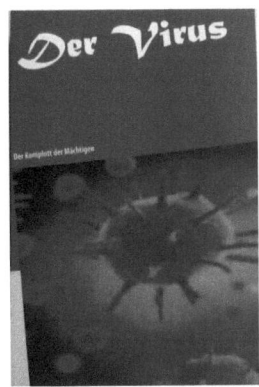

In einer geheimen Konferenz beschließen einige der mächtigsten Männer und Frauen der Welt, wie das weltweite Bevölkerungswachstum gestoppt werden muss. Um die Macht der westlichen Industrienationen weiterhin zu sichern und die Umweltzerstörung in den Griff zu bekommen, beschlossen die Anwesenden einen für die meisten Menschen tödlichen Komplott. In den Labors der führenden Pharmaunternehmen sollen Virologen einen Virus und gleichzeitig ein Gegenmittel herstellen, dass dann heimlich auf die Weltbevölkerung losgelassen werden soll. Nur eine ausgewählte Anzahl von Menschen sollte das Gegenmittel verabreicht bekommen und so die weltweite Bevölkerungszahl wieder in eine Richtung reduziert werden, dass ein wirkliches Leben der Nachhaltigkeit garantiert. Doch eine Handyaufnahme könnte die Öffentlichkeit warnen und das Vorhaben zum Scheitern bringen.

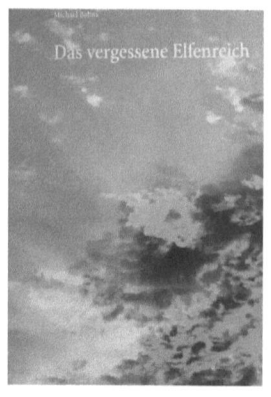

Die Geschichte handelt über eine verlorene Liebe zwischen dem jungen Rachelle und seiner anvertrauten Ireen. Beschrieben wird der Weg der beiden von ihrer Jugendzeit bis ins hohe Alter. Der Roman führt uns mit Rachelle und Ireen durch eine nicht existierende Fantasiewelt voller Abenteuer, Brutalität und erotischer Episoden. Die Welt in dieser Zeit sollte eine Bessere werden, wurde jedoch durch Kriege und das Recht des Stärkeren geprägt. Mord, Totschlag, Raub und Vergewaltigungen waren an der Tagesordnung. Unser Liebespaar flüchtete vor ihren Peinigern und erlebte während ihrer Reise über den Kontinent viel Gutes und noch mehr Schlechtes. Das Ziel: Ein vergessenes Elfenreich.

© 2022, Michael Baltus
Herstellung und Verlag:
BoD – Books on Demand, Norderstedt
ISBN: 9783756884148